ずっと「普通」になりたかった。

グニラ・ガーランド
ニキ・リンコ＝訳

A REAL PERSON　*Gunilla Gerland*

花風社

ずっと「普通」になりたかった。

目次

1. 愛してもらうには見返りがいるの？

幼いころ。

私は子ども部屋の床に座っていた。目の前にはおもちゃがある。いろんな色の積み木と、穴のあいた板。穴に積み木を押しこみ、木づちで叩いて通すようになっている。

私は積み木を叩きつづけた。自分のしていること以外、何も目に入ってこない。

私は壁に向かって座っていた。そこにあるのは行為だけ。世界はない。私と、私の行為《していること》だけ。

積み木がもっとたくさんあったらいいのに。そうしたら、一度落ちたのを拾ったりせず、どんどん次のを押しこめるのに。

積み木は穴を通ると、彎曲した溝をすべって床に落ちる。すてきな曲面。この曲面に沿って積み木がすべり落ちるところを見るのは大好きだ。もう一度。もう一度。気のすむまで叩く。

曲面は、ずっと前から大好きだった。どうしても曲面のある物に触らずにはいられなくなったのは、ずっと後になってからだけれど。彎曲っていい。やわらかいし、それに第一、曲面だから。私は曲面に触れていたかった。曲面に触れていれば、何か満たされるものがあった。だって曲面には――心を鎮めてくれる力がある。あまりにも当たり前のこと。曲面が心を鎮めてくれるなんて。緑色が緑色をしているというのと同じ。当たり前すぎてなぜなのか、説明することさえできない。

周りの人たちにとっては、私の行動はまったく理解できないものだった。私はいつも何かに触れていた。瓶の口に指をつっこみ、瓶の底に手をすべらせ、ソファーのひじ掛をなで、ドアノブの周囲をなぞり、階段の手すりの玉に掌《てのひら》をこすりつける。私はただただ、曲面のある物に触れたかった。私には、曲面が必要だったのだ。

でも、周りの人は誰も、私の触りたがるさまざまな物に共通する要素が曲面であることに気づかなかった。私のやることなすこと、何でも不思議がられ、ときにはうるさがられた。そして私は、自分のやっていることが他人には変に見えたり、不快に見えたりするとは知らなかった。わかっていたのはただ、自分が必要に迫られてやっていることだというだけだった。そう、私は、何ものかにせきたてられていた。

そして、周りの世界の目にとって、そんなことはどうでもよいことだった。

私には変な癖がいくつかあった。一つは、食べ物を噛むのを「いやがる」——周りはそう言っていた——ということだった。私は何でも丸のみした。のみ込みにくければミルクで流し込んだ。でもそれは禁じられていた。

「ちゃんと噛みなさい。言ったでしょう」

私には物が噛めないなんて、彼らは思ってもみなかったのだろう。でも私には、顎のコントロールがあまりうまくできなかった。まず顎を動かすだけで重労働だったし、物を噛もうと思ったら、動かしかたをいちいち頭で考えなければならなかった。つまり私は何をするにも、体をどう動かせばいいか頭で計算していたのだ。だから、丸のみしたほうが簡単なのに、なぜわざわざ噛まなければいけないのか私にはわからなかった。喉が渇いたら、飲みものは必ず走りながらコップで飲みなさいというのと同じくらい、不合理に思えた。好きなものだけ食べていられたら、そして、誰も口出ししなかったら、すべてはうまくいくのに。とにかく私は、放っておいてほしかった。

けれどもこの世界では、反抗的な子、横着な子というのは、しつけをしなければならないものと決まっている。私の父には、父なりのやりかたというものがあった。

「噛みなさい！　ほら、きちんと座れ！　人の言うことを聞かんか！　いちいち牛乳を飲むんじゃない！　フォークを使うんだ！　人の言うことを聞けというのに！　言われた通りにせんか！……ちょっとはまともな食べかたを覚えてもらわんとな。丸のみするなというのに……おい、聞いてるのか！」

一方、母の言いかたは情けなく、聞いていると気が滅入りそうな声だった。

「そっとしておいてやったらどうなの……」

私は、父が何を求めているのか、よくわかっていなかった。噛むってどういうこと？　ちゃんと噛んでるじゃない。

大人に言われたからといって、自分に理解できないことであれば、私はあまり長い時間こだわらなかった。言うことを聞くまいと思っていたわけではない。でも、心の中はみじめだった。大人たちは私のことをわがままで横着だと考えていたし、私も、きっとそうなのだと思っていたから。

それに、大人たちに言わせると、私は恥を知らない子ということになっていたらしい。何かをやり始めるといくらでも続けてしまい、大人たちの許容できる時間を越えてしまうのだ。それは一つには、私の内部にブレーキというものが具わっていないせいだった。急に飽きてしまうこともないし、手を止めて考えることもない。とにかく、ひとたび何かを始めてしまえば、自分の内側から何か邪魔が入って止まることは一切なかった。どうしても途中で止まれなかった理由はもう一つある。私がどうしてもやめようとしなかった行為はたいてい、私にとって生きるか死ぬかという大切なことばかりだったのだ。

私は頑固だった。ひたすら「いや！」と言ってばかりいた。私が頑固だった理由は二つある。まず、自然にストップできるブレーキ機能が私にはそなわっていなかった。そして、パニックを起こさずにすむためには、いやだと言い張るしかなかった。どうしても譲るわけにはいかなかったのだ。

周囲の人間たちは誰一人、私が何を必要としているのか、わかっていないらしい。ならば自分を守るために必要な手は全部、自分一人の判断で打たなければならない。私にはこんなに大切なことなのに、こんなにわかりきったことなのに、誰一人その理由を知らないのだ。

私の家族と私とは、全く別の世界に住んでいた。私たちが同じ惑星の生物だなどとは、とても思えないほどだった。

私が自分の必要を満たそうとすると、それはいつも「反抗」とよばれた。彼らの目に反抗と映ったものは、反抗としか受けとられない。彼らは、自分を測るのと同じ尺度で私を測っていたのだから。私が自分たちと同種の存在だという前提から出発していたのだから。もし私がどうしても自分たちと違っているなら、同じになるべきだということになっていたし、同じになりたがるはずだということになっていた。彼らが黄金の塊なら、私は青銅のコイン。それが彼らの世界の決まりであり、他のみんなが共有する世界の決まりであるらしかった。

でも私の世界は違った。私から見たら、父と母と姉は一つの単位で、私はそれとは別個の、もう一つの単位だった。私の人生は単に、何かの偶然で彼らの人生の近くを、彼らとは平行に走っているだけであって、私と彼らの間には何の共通点もない。それは私の手ではどうしようもないことだった。私の願望でもなければ、空想でもなく、単なる事実だった。私はそれ以外の生の在りかたを知らなかったのだから。これは私が冷淡だとか、内面が空虚だとかいうことを意味するのではない。私は純粋に、自分が彼らと同じ単位に属することになっているとは知らなかったし、彼らに愛情を感じることになっているというのを知らなかっただけなのだ。私が家族に所属していると感じなかったというのは、自分で選んで決めたことではない。単に、所属していなかっただけなのだ。私にはどうすることもできなかったし、人は普通、どうあることになっているのか、知らなかったのだから。

それでも心の中はみじめだった。どうしてこの人たちはいつも怒ってばかりいるのだろう？　どうしてこの人たちにはわからないのだろう？

食べ物に関してだって、当然ながら、私は噛まなくても飲み込めるものを食べていたかった。目先の変わったものを食べたいという必要は感じなかった。いつもいつも決まりきったものを食べていられればそれでよかった。母はいろいろ手を尽くして違ったものを食べさせようとしたものだが、私はかなりの間、皮なしウインナーとチョコレートプリンしか食べなかった。ところがあるとき、急に別のものが好きになり、それからしばらくは、レバーペーストとプルーンだけを食べて、ほかのものは一切はねつけた。毎度のことながら、大人の手ではどうすることもできなかった。

いつも同じものばかり食べていても、ワンパターンで退屈だなどとは思わなかった。仮に飽きるようなことがあったとしても、知らない食べものを試食する死の危険に比べたら、退屈など物の数ではなかったろう。私は歯もひどく過敏だったし、固さや食感によっては、口に入れるだけで全身が苦しくなるほど不快な食べものがいくつもあった。知らない食べものなど口にしたら、何が起きるかわかったものではない。だから、皮なしウインナーとチョコレートプリンだけの食事は、たとえ退屈でも、がまんする値打ちは十分にある。

両親は食べものについてあれこれ言っていたが、私には理解できないことも少なくなかった。わからない話を聞くと混乱してしまって、なおさら知らないものを試すのがいやになってしまった。怒りのほうが、まだしも理解が簡単だった。

「食べものは咬みつきゃしないわよ」と両親は笑いながら言う。

咬みつかないって？　どうしてそんなことわかるの？

ときどき、歯の表面の過敏さがふだん以上にひどくなることがあった。そんなときは、何かが触れるだけで、首の後ろの敏感な部分に向けて、感電するような感触が走る。これがひどくてどうしようもないときは、何か固いものをかみしめると、何とか口の中の圧力がおさまるのだった。一番いいのは人間の身体だった。誰かの腕に歯を立てたい――。理由はわからない。ただ、かみたいと感じただけだった。

人をかむのは好きだった。ときどき、姉がかませてくれることもあったが、たいていは、柔らかいプラスチック製品でがまんしなければならなかった。赤ん坊のころのおしゃぶり、おもちゃ、家具。歯から起きる不快感を鎮める必要に迫られると、私は何でもいいから手近にあるものをかんだ。

（もっと大きくなって十代になってからのことだが、私は、人をかみたかったら、率直に頼んでみるという手もあることに気がついた。不思議なことに、変な顔をしながらも、いいよと言ってくれる人は意外に多かった。それどころかときには、ほんの少しの間、痛くさえしなければではあるけれど、本当にかませてくれる人たちさえいたほどだ）

私にとって歯は、全身の中でも最も触覚の鋭い部位の一つだったように思われる。身体の表面から伝わってくる触覚は、回りくどくて、もどかしかった。何かが起きても、脳には不確かな情報しか届いてこない。たとえば、体表のどこかで何かを感じても、それがどこから伝わってくるのか確認するには、目で見なければならなかった。

頭から遠い場所ほど、触覚は弱い。だから両足などは、地図でいえば、何も記されていない空白のようなものだった。ほかの場所では、そっと軽く触れられるのには耐えられないのに、足の裏なら、くすぐられてもくすぐったくなかった。

足の裏以外の場所をそっと軽く触れられると、全身がこわばってしまう。身体の中のバネがきりきりとしぼられるようで、とてもがまんできない。なのに、足の裏だと、同じ接触でも反応が違う。足の裏は何をされても平気な――それどころか、触れられて心地よく感じられる唯一の部位だった。足の裏を草の先でくすぐられる感触――それは、私に耐えられる唯一の軽い接触だった。それ以外の場所では、そっと軽く触れられるのが拷問のような苦しみになる。

私の心身には、ほかの子どもたちとは機能がまるきり正反対の点がいくつもあった。一方、みんなと少しも変わらない点もあった。できて当然と思われているのに実はまったくできないこともあったし、日によって、できたりできなかったりとひどく差のある分野もあった。けれどもすべては、とにかく「そんなはずはない」ことになっていた。何一つ、つじつまが合わなかった。そして、少しでもつじつまの合わないことはすべて、でたらめということになっていた。私が作り話をしているか、さもなければ、みんなの注目を集めたがっているか、どちらかだ。そうに違いない。だって私は、横着で反抗的な子なのだから。

両親は自分たちの判断に自信を持っていた。彼らは、人間を測るものさしを持っていたし、人間なら誰でもちゃんとおさまるはずの万能の鋳型を持っていたのだから。

「いいからとにかくやめなさい!」彼らはひたすらそう言うのだった。

怒るか、でなければ笑い物にするか――両親はよく、私の苦しみをネタにして、楽しい、ほほえましいエピソードに仕立てあげるのだった。こっちはこんなに真剣なのに、生きるか死ぬかの瀬戸際だというのに、大人たちはそれをジョークにして、大声で笑っている。こんなことが平気でできるなんて、何という人たちだろう? ほほえましい小話には鋭い刃が隠されていて、私の魂を切り裂いていくのだった。

笑われるくらいなら、怒りのほうがいい。怒りの方が、千倍も耐えやすい。

私をなぐさめてくれたのは、そして、私の安全な隠れ家になってくれたのは、部屋の隅にあった茶色いひじ掛け椅子だった。私は、ひじ掛け椅子の後ろのすき間に、ちょうどすっぽりとおさまることができた。そして、背もたれの裏側に顔をくっつけんばかりにして、ひたすら張り地を凝視する。どんな小さな一点も見逃しはしない。茶色い布の世界に引き込まれ、糸の一本一本、織り目のすき間の一つ一つに心を奪われる。そうしているうちに、魂の表面のすり傷がいくらかはふさがっていくのだった。

私は、なぐさめを求めて他の人間に近づいたことはない。私の内部には、自己回復装置がそなわっている。なぐさめといえば知っているのはこれ一つだったし、だからそれを利用した。私は、「人間というものは、苦しいときには他の人間になぐさめを求めることになっている」ということを知らなかったのだ。

私は一度も指しゃぶりをしたことがないし、おしゃぶりをなめたこともない。その代わり、足を口に入れていることが多かった。身体は柔らかかったので、どんな向きにでも折り曲げることができた。私はよく、床に座りこんで――座るのはいつも床だった。椅子は安全だと思えなかった――足先を口につっこんでいるか、股を開いてしゃがみ、折り曲げた両ひざの間にはさまっていた。立ち上がるときにはよく、片方の手をすっかり口の中につっこんでしまったものだ。もう一方の手は股の間にはさんでいることもあった。こうやって、首筋のところから湧き出した恐ろしいものが背骨を伝って広がっていくのをくい止めようとしていたのだ。このいやなものを両側からはさみうちにして押し返そう、自分の背丈を越えて大きくならないように……。そうやっていると必ず、大人たちは、トイレに行きなさいと言う。トイレに行きたいわけではなかったので、なぜ行く必要があるのかわからない。私は抗議を試みたが無駄だった。彼らは私がトイレに行きたいのに違いないと信じて疑わなかったのだから。

私は大人たちが笑うのが嫌いだった。突然のことで予測がつかないし、恐怖だった。何の前ぶれもなく顔が割れて、口が巨大化する。突然たくさんの歯が現れ、大音響が響く。微笑は多少ましだった。不安をひき起こすことに変わりはなかったが、現れかたがゆっくりしているから。

「笑わないで!」こちらは自分の要望を明確に表現しているつもりなのに、彼らは理解していないらしい。

「笑うのをやめて!」私の言いかたが真剣になればなるほど、なおさらおかしいようだった。

「でも、お前のことを笑っているわけじゃないのに……ハハハハ……、いいじゃないのおちびちゃん……ハハハハハハ……、何でも自分と結びつけちゃって……ハハハハハハ」

私が望んでいたのはただ一つ、彼らに笑うのを止めてもらうことだったのだが、その方法は見つからなかった。私ははっきりと要求したのに、何の効果もない。こっちはこんなに真剣なのに、みんなはそれをおかしいと思っているのだ! 私は何が起きているのか知ろうと必死だったが、理解できなかった。それでいつものように、茶色のひじ掛け椅子の後ろのすき間にすっぽりはまり込み、自分自身と椅子の背の張り地以外、すべてを意識から閉め出した。

ひじ掛け椅子の後ろにいるときは、心静かに放っておいてもらいたかった。その望みはたいていは叶えられた。私はただじっとして、ただそこに在って、背もたれの張り地の世界に引き込まれていく。そこにいてもエネルギーが外から補給されることはないが、安らぎはある。とにかく口を閉じて、残り少ないエネルギーを温存する。さもないと、わけのわからない状況を理解しよう、物ごとの成り立ちや因果関係を解明しようという試みに、貴重なエネルギーが費消されてしまうのだから。

ところが父は、心静かに放っておいてもらいたいという私の切実な気持ちなどには頓着しなかった。相手が誰であろうと、人の気持ちなどには頓着しない、そういう人だったのだ。父はひじ掛け椅子の後ろに手をつっこんで、何の前ぶれもなく私の身体を抱えて引っこ抜く。それを楽しいと思っているのだ。

そして父がもっと楽しんだのは、突然ひじ掛け椅子を動かして、私を部屋じゅうの光、あらゆる刺激、情報にさらすという遊びだった。父から見れば、私は物だった。父にとっては、自分のものとよべる存在はすべて物であり、自分の楽しみに使ってもよいことになっていた。

父の行動が与える効果は、結果的に残虐なものになることが多かった。ただ、父自身は別に残虐趣味者だったというわけではない。父は私を辱めることを楽しんでいたわけではなかった。それどころか父には、私が屈辱を感じていることすら、想像することはできなかったのだ。父は単純に面白そうだと思ってやっていただけのことで、私のやることなすこと、本当にこっけいだったのだろう。

ときおり、母が私をかばってくれることもあった。父のいたずらで私が苦しんでいるのに気づいたのだろう。とはいえ母にも、なぜ私にはこんなことが苦痛になるのか、そこまでわかっていたわけではないのだが。

「もう、そっとしておいてやったらどうなの……」と母は言うのだった。しかし、母とて父の所有物の一つにすぎないのだから、実際には何の効力もなかった。

母はときどき私をなぐさめようと努めた。でも私は、人になぐさめてもらうことができなかった。それは、母にはずいぶんつらいことだったらしい。

私は、母が私の気持ちをわかってくれると感じたことがなかった。母が私をなぐさめようとするといつも、何かが違う、という気がしてしまう。脚が折れているのに、鼻の頭のけがのことでなぐさめられているような感じだった。

「さあさあ、」と言うときの母の声は、いつもねっとりと濃い。私には、母が何を欲しているのかが理解できない。変な声だなあと思った。この声質は嫌いだ。そこで私は、とりあえず母のことはほうっておこう、と思ってしまう。だいたいこんなときは、母に近よってほしくなかった。あのねっとりと濃い声質のときには。あの声は不気味で、聞きなれない感じで、何というのか、液状の声だった。

のちに、もっと大きくなると、私もときどきは、娘をなぐさめなければならないという母の欲求を感じとれるようになった。そんな場合は、こちらに余裕さえあれば、ただただそっとしておいてほしいという自分の欲求をねじ伏せて、しばらくの間、なぐさめてもらうふりができるときもあった。母がそれを必要としているから。そして、その方が簡単に済むから。最初にしばらくがまんすれば、後でそっとしておいてもらえるのだから。こうして私は、たとえ「本当ではないこと」であっても、なりゆきにまかせる方がてっとり早いこともあるということを学んだ。

私はかなりの時間を自分の内側ですごした。それはあたかも、他の存在すべてから隠れて、自分の世界の中にいたかのように見えただろう。だが実際は、私の内側に世界などありはしない。あったのはただ、幾重にも重なった無の層のようなもの、あれでもなくこれでもないもの、空っぽではないけれども内容もないもの、満たされていくのに決して完全に満たされることはないものだけだった。ただ、自分の中、自分の内側というだけだった。空虚さそれ自体は、苦痛でも何でもなかった。私は空虚さの中にいて、空虚さが私の中にある——ただそれだけのこと。時間が引き伸ばされるような感じとでもいうのだろうか、私がある状態の中に入り、それがただ続いていく。そんな感じだった。

そんなことより、自分の外の世界にいるときに味わう、「何かが違う」という感じ、それに、何をやってもまずい結果になってしまう、何でも私の落ち度になってしまうという感じの方が、よほど耐えがたかった。

私はよく、庭に座りこんで、花や葉っぱなどに見入っていることがあった。そんなときの私は、正しいことをしているわけでもなければ間違っているわけでもない。私はただ存在するだけで、それは変わることがない。突然ほかのことをしたくなるということもない。私の内側では、何ごとも起こらない。私はただ座って、見入っているだけ、観察しているだけだった。

そして私は本当に小さいうちに、観察した通りのものを絵に描くことを覚え、一人でいろいろと工夫をこらした。初めて描いた人物画には、すでに目と鼻と口、それに腕と脚があった。まだ二歳のときのことである。細部を見る力はあったから、絵の上達は速かった。とにかく見た通りのものを再現したい。そのためには、何もかも、残らず描きこまなければ……。だから私は、鼻の穴を描き、眉毛を描き、手の指も足の指も、正確に数を数えて描いた。

家の絵を描いてみると、これもなんだか人のように見えた。窓は目に、ドアが口に見えた。人間と家は別々の物だというのは、もう一つぴんとこなかった。

小さい物で遊ぶのも大好きだった。紙で小さな形を切り抜いては、厚紙に貼っていく。羊毛で小さな人間を作る。何を作っても、何度もくり返し作っているうちに、どんどん小さくなっていくのだった。どこまで小さく作れるか、確かめたかったのである。細かくて難しくなるほど良かった。私の集中を完全に奪ってくれたから。

自分の作ったものを誰かに見てほしいという欲求はなかったが、作品を売りたいとは思った。私は両親に毛糸の男を売ろうとした。ときには、本当に買ってくれたこともある。一体につき、二五エールだった。お金は良いもので、持っていると良いことがある。私はそれを知っていた。

自分で思いついて始めたことなら、いくら失敗しても平気だった。うまく行くまでくり返せばいいだけの話なのだから。目標が自分で決めたものである限り、私の忍耐力は無限だった。

ところが、他人に要求されたこととなると、失敗続きはつらかった。失敗が一つあるたびに、私はますます敏感になり、自分なんかだめなやつだという気がしてしまうのだった。

なぜ自分は、要求された通りのことができないのか。いくら考えてもわからなかった。「他の人たちは、私にはこれくらいできて当然だと考えているな」という感じは、とてもはっきり見えてしまうことがよくあった。周囲の要求の中には、不合理で非現実的と思えるものも多かった。そうでない場合でも、私が必要とする練習の回数が、大人の忍耐の限界を上回ってしまうこともあった。

何か、自分には理解できていないことがある――この感覚は止むことがなく、どこへ行こうと必ずつきまとってきた。かなりのことが理解できているときでさえ、必ず、何かしら解釈できないものが残っているのだった。物ごとの成り立ち、筋道、相互の関係。どうしてもわからなかった。私は考えに考えた。多大な努力を注ぎ込み、さらに注ぎ込んだ。世界は常に変化している大きな謎であり、予測のつかない事件がひっきりなしに起きつづける。どうなっているの？　なぜなの？

ときには、すべてがあまりにも不可解で、もつれた糸をどこからほぐしていけばいいのか、最初のとっかかりさえも見えないこともあった。そんなときは、問いも答えもわからないまま、自分の中に引きこもることになる。誰にも説明することはできなかった。そんなときの私は、内側が無地の一色になった状態だった。そして、この色のことを知っているのは私一人だった。

私の中には、一個の色彩のシステムがある。私はこのシステムを使って、いくつもの小世界――たとえば、子ども部屋の世界と庭の世界をつなぎあわせていくことを覚えた。

私の中では、すべてが色彩に変換された。人間たち、言葉、感覚、そして場の雰囲気。それぞれに固有の色があった。「理解できない」という感覚は、ぼんやりしたオレンジ色――淡いオレンジ色を通して陽の光が入ってくるような色だった。「疲れ」――もうこれ以上、理解しようと努めるエネルギーが残っていないというのは深緑色の感覚で、オレンジ色の光を上から塗りつぶしてしまう。

食堂の世界、台所の世界、玄関の世界。それらはみな、色を使って自分でつなぎ合わせることを覚えるまでは、それぞれが互いに何の関係もない、独立した小世界だった。

ある日、台所で、母が紫色の声で何かを言ったとしよう。その二か月後に、母が今度は風呂場で同じ紫の声を使ったとする。すると私は突然、台所と風呂場には何か関係があるに違いないということに気がつく。そうして、紫以外にも共通点があるのではないかと考えはじめることができ、たとえば、どちらにも水があることに思い至るのである。それでも、最初の関連づけは、常に、色彩を通してだった。

このような色のシステムは、ばらばらだった生の部分部分をつなぎ合わせていくのに役立つことが多かったが、ときに不便なこともあった。たとえば、ほかには何の共通点もない二つのものが、色が同じだというだけでどうしても同じ仲間に思えてしまうことがある。そうなると、接点を見つけようとして、大変なエネルギーを費やすことになる。もしかしたら本当は、両者には最初から何の関係もないかもしれないのに。

姉のケルスティンと私は、年が三つ離れていた。それでも私たちには共通の言語があった。単に、用語が共通というだけではない。ケルスティンは、私が本当はどういう人間なのか、おおまかにとはいえ、つかんでいたようだ。私と両親の間に立って、意思疎通の仲立ちをしてくれることができたくらいだから（それにくらべると、両親は私のことを、実際とはずいぶん違った子だと考えているらしかった）。ケルスティンは私の代弁者になってくれた。私がほかの子とは違うというのを本能的に知っていて、私に年相応のことを要求しても無理だとわかっていた。

ケルスティンはよく、私に向けられた質問に、代わりに答えてくれた。私としてはありがたいと思うこともあったが、成長するにつれて、だんだんうるさく感じるようになっていった。自分でもきちんと答えられたのに。ただ、頭の中で返事を作文して、それを口に出すのに時間がかかるだけなのに。私がせっせと言葉を組み立てているのに、急いで妹をかばわなくちゃと焦ったケルスティンが先に答えてしまって、やる気をくじかれてしまうことも多かった。

私たちは本当に対照的な姉妹だ。もしかしたら、彼女があんなにせっかちな人になったのは、私がのろまだったせいかもしれない。彼女はいつも猛スピードで人生を駆け抜ける。そして私はその後ろを、ゆっくりジョギングしていた。

母は私に何かを求めているらしい――それは私もときおり感じたことがある。でも、母が求めているのが私の愛情だということまではわからなかった。母は私から何かを取りたがっている、何か、私がしっかり抱えていなければならない大切な物を、取りたがっている――そんな感じに見えた。

たとえ、母の求めているものが何かうっすらとわかったとしても、母の想定していた愛情表現の形式は、私の理解を越えていた。人間というものは、他人の愛情を手にしたがるものらしい。無理やりにでも、外にひっぱり出そうとするものらしい……。私には信じがたい発想だった。人々がお互いに相手の内臓をひき出したがるというのと同じくらい、信じがたい発想だった。私は、母が自分の中に侵入しているように思った。

この人は私に何を求めているのだろう？　どうして一人でそっとしておいてくれないのだろう？

何をほしがっているのだろう？　私には理解できなかった。この人は私から何かを取ろうとしている。あっちへ行って！　一人でいたいのに！　どうして静かにしておいてくれないの？

あっちへ行ってよ！　あなたは私とは関係ないのに！

私は、ほかの人たちが自分と何か関係があるとは考えていなかった。特に、両親は自分と無関係なのかと思っていた。だから、言いつけに従う必要があるとも思わなかったのだ。

ほかの人の言うことを考えに入れるとしたら、両親よりも、姉の話を聞く方が理にかなっていると思えた。少なくとも、姉の方が、私にことの事情や理由を理解させるのが上手だった。

大人は、私の代わりに勝手に物ごとを決めてしまう。それればかりか、勝手に決める権利があると思っているらしい。私はそれを、無礼だと思っていた。

私は平穏を求めていた。でも同時に、愛してもほしかった。私はただ、親子の関係とは普通どんなものだということになっているのか、それを知らなかっただけなのだ。

私は私のままで愛されたかった。そして、そのままでは愛してもらえないとわかったときも、愛してもらうにはお返しが必要だという発想が全く浮かばなかったのだ。大きくなってから知ったことだが、他の人たちは、愛してもらうためにお返しをしている。甘えたり、言いつけに従ったり、そういった行為で。でも私は、それに気づかなかった。愛してくれないなら、一人にしておいてほしいと思った。

私は、自分には自分のままでいる権利があると考えていた。自分の中ではつじつまが合っているのだ、ちゃんとまとまりがあるのだという感覚を尊重してもらう権利があると考えていた。不可解で奇妙なふるまいをしているのは私ではなく、ほかの人々の方だ、と思っていたのだ。

2. 私の〝言葉〟は役に立たないの？

私が四つのとき、姉が学校に上がった。そのことは前々から話題になっていたはずだし、母も私に心の準備をさせようとしてくれていたと思う。でも私の場合、言葉で説明を聞いても、頭の中で絵にならなければ、どこかへ飛んで行ってしまう。あるいは、単に言葉としてだけ意識に残り、〝構造の面白さ〟や〝語感〟を味わうだけで終わってしまう。いろいろな言葉の中には、色がすてきなものや、発音が心地よいものもあるが、〝絵〟が思い浮かばない限り、意味にはならないのだ。

姉が学校に行くようになると、昼間は母と私の二人きりになった。私と母の間には、共通の言語というものが全くない。母は「もうすぐ」とか「たぶん」とか「あとで」といった不明瞭な用語をよく使う。私の言葉は具体的で厳密。私には母の言わんとすることがほとんど掴めなかったし、母は母で、私の言うことは何でも額面通りなのだということがわかっていなかった。

その結果、私はときおり激しいかんしゃくを起こすことになった。そうでなければ、ソファーの後ろやベッドの下にもぐり込み、家具の張り地を爪でつまんで、ごわごわした感触を楽しむのだった。静かな狭い空間にすっぽりはまる感じもよかった。特に、自分の身体が空間の大きさぎりぎりというのが大好きだった。まるで服を着るように、空間を着る、洞窟を着る。ぎゅうぎゅうに詰まるというのは安全な感じがした。半端なすき間があってはならない。ぴったりおさまれば、私は落ちつきに満たされる。そうすると、あの、常にやむことのない首筋の不快感もやわらぐのだった。

自分だけではない。ある物が別の物の中にきっちりとはまるのを見ても、同じ落ちつきが得られた。だから私は、はずしてははめ、はずしてははめ、という動作をくり返して、きっちりはまる満足感を味わった。でも、もう少しでぴったりなのに、微妙に合わない物を見ると、心が乱れてしまう。家には、ロシアの人形マトリューシュカがあった。大きな老婦人の人形を開けると、中から一回りだけ小さい人形が出てくる。ところが、一番小さい最後の人形だけは不釣り合いに小さい。一つ前の人形の中ですき間があいていて、かたかたと音がした。これではいけない。私は面白くなかった。ただ面白くないだけでなく、混乱してしまった。私は考えに考えた。なぜだろう？ 製造元のミスだろうか？ 最後のと、最後から二番目の人形の間に、本当はもう一個あったのに、それがなくなったのだろうか？ でも、本来の正しい数なんて、どうすればわかるのだろう。この人形のことはよく知られている。ということは、正しい数というのは、最初から約束ごととして誰もが知っているものなのかもしれない。きっとそうだ。いくつ入れたらいいかわからないのでは、作るときにも困るだろうから……。

私は一番小さい人形を調べて、この一個だけ縮尺が違う理由を説明してくれそうな相違点をさがした。これだけは子どもの人形なのだろうか？ でも、他の人形と同じ老婦人のかっこうをしている。わけがわからない。私は、規則のわからないものがあると、とにかく気になって、忘れることができない。私は何年間も、この人形のことを考えつづけていた。

母は私のかんしゃくを何とかしようとしていた。私が食器を投げて困るので、母は端の欠けた古いカップやお皿を一箱くれた。私はそれを持って外へ行き、戸口の踏み石にぶつけて割った。かんしゃくを和らげる役には立たなかっただろうが、物を投げさせてもらえて、誰にも怒られないのは嬉しかった。それに、陶器の割れる音は好きだった。

でも、母の方では私のかんしゃくに手を焼いていたし、私のことを怖がってもいた。母は「怒って暴れてる」と言っていたが、私に言わせれば、あれは怒りとは無関係で、むしろ、激しい狼狽に近い。母から見たら理由がわからなかっただろうが、私にとっては、理由はいつも、生きるか死ぬかの一大事だった。

　ときには、ずっと前に起きたことの記憶が、目の前のことと結びついて、かんしゃくの原因になることもあった。私の中で何かが突然結びつき、わかってしまう。情けなくて、追いつめられて、すっかりうろたえてしまう。でも母は、引き金になるようなことなど何も起きていないと思っている。

　そんなときに誰かが抱きとめようとしたり、近よってきたりすると、怖かった。だめ！　来ないで。来ちゃだめ。本気なんだから。あっちへ行って！

　母が手を焼いていることはわかっていたが、私には全く気にならなかった。自分のことは自分で決める。母が邪魔するのはおかしい。だからしかたがない。そう思っていたのだ。

　でもその一方で、私のせいで母が自分自身を不甲斐なく思っているらしいこともぼんやりとわかっていた。はっきりとはわからなかったが、母の感じは、私を扱いかねているという色に見えた。この不愉快な感じの原因が私であるらしいことも感じられた。

　私は、どうして急に、昼は姉が消えてしまうようになったのかがわからなかった。以前はいつもケルスティンがいたのに、今はいない。視覚イメージが勝っていた私は、できごとは何でも目に見える情景と結びつけた。私の中では、すべては映像になったし、五感のうちで一番信用できるのも視覚だった。まるで、映像が実体ででもあるかのように。

　姉が消えた理由をどうしても理解したくて、私はいろいろな仮説をたてた。たとえば、ある日、居間のカーテンを通して陽の光がさし込んでいて、テーブルの上には灰皿と新聞が並んでのっているときに姉が帰ってきたとする。そうすると、次の日も、居間の風景をきっちり同じにしておけば姉が帰ってこられる、と考えた。きっとそうに違いない。そして実際、その通りになることが多かった。

　もちろん、ときには例外も起こり、私は自分の仮説を疑うことになった。この疑いは苦痛だった。

とにかく事情を理解したい。私の頭はまるで、いくつもの仮説の糸で吊り下げられたマリオネットのような状態だった。仮説が事実と合わないとなると、何も頼りにするものがなくなり、私の思考は動けなくなってしまう。そんなわけで、私はしじゅう、新しい仮説を立てていなければならなかった。

人間たちはしょっちゅう私の仮説をじゃました。せっかく私が関連をつかんだぞと思ったとたん、誰かが新聞を動かしてしまい、次はどう考えるべきかわからなくなる。これでケルスティンは帰ってこなくなるのだろうか？ 帰れなくなったのだろうか？ もう帰ってこないの？ それとも私の理解が間違っていたの？ だとしたら、私の考えていることは、他のことも、全部間違いなの？ そんなはずはない、物を全部正しく置き直すまで、姉は帰ってこられないに違いない。新聞を元の場所に戻さなきゃ。きっとそうだ。そうでなければ、私の信じていること、知っていること、すべてが根拠を失ってしまう。

この発想には、迷信などかけらも含まれてはいない。迷信どころか、徹頭徹尾、現実的なものだった。自分の目に見えている物こそ、本当に起きていること。それ以上でもそれ以下でもない。それが私の発想だった。何か自分の予測と合わない結果が出て仮説が壊されると、また新しい仮説を一から立て直した。

もちろん私の仮説は的外れなものだったのだが、今思えば不思議なことに、仮説と事実が一致することは意外に多かった。このように、状況を視覚イメージと結びつける力、自分だけの色のシステムに従って並べ替える力は、のちに青年期・成人期になると、物ごとの関連を、実際に目で見ないうちから読みとる力へと育っていった。でも、それを人に説明することはできなかった。だから、学校という世界では、根拠のない理屈ということになってしまうのだった。

私はときおり、遠近感を失ってしまうことがあった。こちらに近づいてくる物のスピードが速かったり、こちらが予測していなかったりすると、とてつもなく巨大に見えてしまう。誰かが急に私の方に身を乗り出すと、私はひどく驚いておびえることがあった。上から何かが落ちてきて、圧しつぶされる感じだった。それでも私は逃げなかった。パニックはすべて、私の中だけのことだった。助けて！ つぶされる。ここはどこ？ 私の身体はどこ？ 上はどっちで、下はどっち？

自分の中の世界で、私は自分で自分を救出した。自分の部品を全部かき集めて押し込み、ドアを閉める。生き残るためには、これが一番てっとり早い方法だった。人は自分の感情を表に出すことになっているのだということが、私には理解できなかった。恐怖感を表に出すのにだって、エネルギーが要るではないか。そんなエネルギーを空費している余裕はない。

それに、私がたまに恐怖感を外に表したとしても、誰一人、私の恐れている対象を怖がってはいなかった。それに、他の人々が恐れているものは、私には怖くなかった。

私はどこへ行こうと、自分の感じていることを「そうだね」と裏書きしてもらえたことがない。だから、きっとみんなの方が正しいんだなと仮定した。私はとるに足りない、片意地で、礼儀を知らない、横着な甘えん坊なのだろう。だがその一方、心の奥底のどこかでは、彼らの側の真実を受け入れていなかった。私にはわかっていた。怖いときは怖いのであり、それ以外の説明は違う。私は、正反対の真実が共存する世界で生きていた。そしていつしか、この状態に慣れてしまい、世界はそういうものなのだ、と考えるようになった。ある感情や感覚が、互いに相反する二つの真実を含んでいなければ、それは現実ではないと考えた。周りの世界が、私の内心の経験と矛盾することを言わないと、ついには、自分の存在さえわからなくなってしまうほどだった。

周囲の人々から見れば、ばかばかしいとか、反抗的だとか、変なくせのように見えただろうが、私にはいくつか、怖い音があった。犬の吠える声、それに、バイクやトラクター、車などのエンジン音は、私の内側で爆発して、自分の身体が周囲の世界とつながっているという感覚が失われてしまう。それは、なんの予告もなく、真空の宇宙にふっ飛ばされるような感じだった。私が耳をふさいでわめくので、母は恥ずかしい思いをすることがあった。

姉が学校に上がり、私はまだ家にいたこの数年の間、私の奇行をいちばんたくさん見せられていたのは母だっただろう。私は母に連れられて買い物に行ったり、郵便局に行ったりした。金曜日には、ワインの店に行くことになっていた。私にとっては、遠くまで歩くのは重労働だった。でも私は、乳母車に乗るには大きすぎるということになっていた。世界は、子どもは何歳まで乳母車に乗ってもいいかということを勝手に決めるくせに、私の事情になど頓着してくれなかった。私は、一歩踏みだすごとに頭で「自分は現在、歩いているのだ」と考えないと歩けないというのに。全知全能の世界はそのことを知らない。ということは、それは重要ではない。

それでも私は、歩くことを拒否した。母にはどうすることもできない。私は何かを言い出したら絶対に譲らないし、交渉の余地はない。母はそれをよく知っていた。そこで私は乳母車に乗ることになり、母は人々の好奇の目に耐えなければならなかった。母が恥ずかしい思いをしたのは、一つには、子どもに負けて言いなりになっているせいもあっただろう。もしかしたら母は、私は母に対してだけおかしなふるまいをしているとか、私が頑固なのは自分が至らないからかと思ったのかもしれない。私は家族そろって出かけるときにはおとなしかったのだから。

みんなで出かけるときは車だったから、私は後部座席にちんまりと座って、窓から見える物を一つ一つ、長々と歌にして歌っていた。車で出かけるのは好きだった。エンジンの音も、こちらがいったん中に乗ってしまうと、神経系を引っかき回すことはなくなる。がまんできる、いや、かえって心地よいくらいだった。私は後部座席の決められた場所に座って歌った。車に乗れば、歌わないわけにはいかなかった。話は簡単、それは必要不可欠なのだ。私がこんなにもドライブ好きだったのは、車の音に包まれていると目に映ったものを歌にできるからだった。

父は私の歌が気に入らず、やめろと言った。でも私にとっては、視覚イメージが直接に言語と結びつくのは、車の中で単調な歌をつむぎ出しているときだけだった。そして、自分の声が、目で見たものに対応する言葉をすぐに発音できるというのは、強烈な経験だった。いつもなら、いちいち止まって頭で考えて、単語を見つけて、それを発音器官に送って声に出すという作業をしないといけないところなのに。だから、静かにしろと言われると、とても惨めだった。気にしないようにしていると、そのうちにみんなは怒りだす。何もかもが奇妙で不可解だった。みんなは、歌を歌わないと約束するなら連れて行ってあげる、と言う。でも、私がドライブ好きなのは、車に乗れば歌が歌えるからではないか。みんなの意図はいったいどう解釈すればいいのだろう？　私はひどく混乱してしまった。

そのころ私は、何かをしているときは必ず、自分でも知らずにいろんな音や声を出していた。たとえば、絵を描きながら、鼻息で一定のリズムを刻んでいたりする。あるいは、ベッドに入ってから眠りにつくまでの間、喉の奥でうなり声を出していたりした。こういう音が出るのはたいてい、落ちついているときだった。自分では全くわからなかったのだが、周りにいる人にはうるさかったらしい。ケルスティンの友人たちもいやがって、しきりに静かにしてよと言っていたが、私は最初のうち、何のことかわからなかった。私は一言も口をきいてないはずでしょ？　鼻や喉を鳴らす音は、心臓の鼓動と同様に無意識のもので、本当に聞こえていなかったのだ。

もっと大きくなってからは、人に「静かにしてよ」と言われると、ああ、声を出していたんだなと自覚できるようになった。止めようとしてみたこともあるが、しばらくすると、無意識のうちにまた始まってしまう。こんな音が出るということは、きっと何か必要だから出るのだろう。もしかしたら車のエンジン音と同じで、私の神経系統を目覚めさせ、働きをスムーズにしてくれるのかもしれない。

周囲の音といっても、害にも益にもならないものもあった。また、音量は相当あるのに、聞こえない音もあった。たぶん耳のどこかでこぼれて、中まで届かないのだろう。四六時中、どんな音も聞き逃さないように構えているなんて、そんなエネルギーの余裕はなかった。でも、たまたまエネルギーに余裕のあるときは、普段なら途中で止まってしまうような音でも、迎えに行ってつかまえ、詳しく調べるために脳に持ち帰ることができた。その結果どうなるかというと、ある日は聞こえていたのに次の日は聞こえない、という現象が起きる。

ところが、ささやき声だけは、いつでも楽に聞こえるのだった。だが普通、そんなことがあるはずはない。ある声は聞こえるのに別の声は聞こえないなんて、普通の人間にはありえない。そしてみんなは、人間とはどういうものなのかを知っている。だから私は、いい子にして、それに合わせなければならない。聞こえないだなんて、この子ったらまたごまかしているのだ。作りごとだ。みんなが私を叱るのは当然なのだ。「こいつは自分に都合のいいことしか聞こえないんだな。勝手なやつめ」というわけだった。

私は人に話しかけられても、呼ばれても、構わず床に座っていた。でもそれは、聞こえなかったからだった。紙を細かく切るのに没頭していて、何一つ聞こえていなかったのだ。私は細かく切った紙を大きな紙に貼りつけて、美しい模様を作っていた。何も聞こえなかった。でもみんなは、私が聞こえなかったと言っても、そんなはずはないと言う。聞いてなかっただけだろう、で片づけられてしまった。だって、ささやき声だったら聞こえるのだから。

でもささやき声は全然違う。ささやき声は、いつでも、どんな遠くからでも、まっすぐ頭に飛びこんでくる。耳の中の通路を残らず通りぬけて脳に届き、意識を呼びさましてくれる。用心して見張っていなくてもいい。ささやき声は自分で鍵を開けて入れるのだから、迎えに行って、戸を開けてやる必要もない。だから、切り紙をしているときに人がささやくと、私は顔を上げてそっちを見る。ほら、聞こえてるじゃないか。

この世は、大人の論理が支配している。食欲がなくて何も食べられない、と言えば、おやつも食べられないんだな、という論理である。だから当然、聞こえたり聞こえなかったりすることはありえない。そんな話は聞いたことがない。そして聞いたことのないものは存在しない。いくつも離れた部屋のささやき声が聞こえるなら、真横に立っている人が話しかけたら聞こえるはずだ。返事をしないのは、反抗しているのだ。終わり。

大人たちがこの性質をジョークの種にして、私をからかったのも当然のなりゆきだった。だって、私はわざと返事をしないのであり、私が悪いのだから。というわけで、母は「だって自分のせいでしょう」というゲームを考えだした。どう考えてもいじめの一種だと思うのだが、そもそもの原因を作ったのは私なのだから、構わないということだったのだろう。母は元来、さほどいたずら好きな方ではなかったが、このときはケルスティンと一緒になって楽しんでいた。まず、二人が大声で私を呼ぶ。私には聞こえない。それから、母と姉は階段の所へ行って、チョコレートやアイスクリームなどの話をひそひそとささやく。私はささやき声なら聞こえるので、自分もちょっとほしいなという気になる。私は甘いものが大好きなのだ。ところが、行ってみると二人は笑い出す。ひそひそと話していたのは、本当のことではなかった。お菓子などどこにもない。無駄足だったのだ。私はうろたえてしまった。

次の日も、二人は私の部屋の外で、菓子パンのことをささやく。私も菓子パンが食べたくなって、部屋を出る。でも行ってみると、それは作り話で、菓子パンはない。わけがわからずにいると、二人は笑い出すのだった。二人は私の注意を引く面白い方法を見つけたと思っている。何度も大声で呼んだのに返事をしなかったのだから、私のせいではないか。二人にこんないたずらをさせるのは私だ、ということになっていた。

私は呼ばれても聞こえなかったので、何度も何度も同じ手にひっかかった。一つのできごとと、別のできごとを結びつける力は私にはなかった。私の中には、今起きていることは前回起きたことと丸きり同じだと教えてくれる装置は具わっていなかった。前も嘘だったのだから、今度も嘘に違いないという発想はなかった。私の内部からは、危険信号は発せられなかった。

だから私は毎回、お菓子がもらえるのだと思い、そのたびに、歯を磨きなさいとか、ご飯だよとか、顔を洗っておいでなどと言われることになった。そして毎回、同じようにがっかりするのだった。一つのできごとと別のできごとを結びつけることができないため、私はだんだん、少しでもしっくりこない点があれば、何でも疑ってかかるようになっていった。普通に呼ばれたのは聞こえなかった。でもひそひそ言うのは聞こえたのに。私は自分が馬鹿みたいに思えて傷ついた。他の人たちは、私にはわからないことまでわかるらしい。なぜなんだろう?

四つのとき、私はアコーディオンがほしくなった。誕生日のプレゼントは何がいいかときかれたので、私は答えた。

「アコーディオンがいい」

両親はただうなずいた。そんなものは無理だなんてひとことも教えてくれなかった。

私はおもちゃがほしいと思ったことがない。おもちゃというのは何のために使うものなのか、わからなかった。あんなの子どもっぽい。私は本物がほしかった。おもちゃなんて、誕生日のプレゼントにふさわしいとは思えなかった。このときの誕生日に私がほしかったのはただ一つ、アコーディオンだけで、私はもうすっかり、アコーディオンがもらえるつもりになっていた。私には、プレゼントの希望をきかれて答えるということがどういうことなのか、まだ理解できていなかった。あれがほしいと言ったからといって、必ずしももらえるとは限らないということを知らなかったのである。

誕生日の朝が来た。しきたり通り、私はお誕生日の歌で起こされ、目を覚ますとベッドサイドのテーブルにはココアとサンドイッチのお盆が置かれ、夏の花が花瓶に活けてあった。ベッドの上には一面に、プレゼントの箱が並べられていた。私は早くアコーディオンを手にしたくてたまらなかった。

私は、お楽しみのプレゼントより、前もってリクエストしておいたプレゼントの方が好きだった。突然のお楽しみとか、中身は開けるまで秘密とかいうのは、ときどき耐えがたいことがあった。期待感とか予想とかいった、何か気持ちの悪い感じをどう処理していいかわからない。どういう態度をとることになっているのかもわからなかったし、私の反応はほとんど常に間違っているらしく、必ずと言っていいほどみんなの期待を裏切ってしまうのだ。お楽しみというのはそれでなくても恐怖なのに、この恐怖は黙って忍ばなければならなかった。それに、恐怖を感じること自体が間違っている。私は怖がることになっていない。喜ぶはずだということになっている。そんなわけで、プレゼントは中身がわかっているほうが好きだった。

私はベッドに寝たままでプレゼントを残らず開けたが、アコーディオンはなかった。ところが、包みの一つに、見るもおぞましい、小さな水色のプラスティックの物体があった。そしてみんなは、これがアコーディオンだと言う。

「ほしいって言ってたじゃない」とみんなは言う。私は混乱して、がっくりきてしまった。わけがわからなかった。

こんなものがアコーディオンのはずはない。これは小さくて、醜くて、水色だもの。だって、アコーディオンなら見たことがあるもの。美しくて、えんじ色で、きらきら光っていた。白いボタンが何列も並んでいた。つややかで、中にはすてきな音が隠されているのだ。

なのにみんなは、この物体がアコーディオンだと言う。これを弾いて遊べと言う。それはじゃばらをひき出すとピューといい、たたむとまたピューといった。こんなものをアコーディオンだなんて、なぜそんなことを言えるのだろう？　それは、私の中でアコーディオンと結びついていた特徴をただの一つも備えていなかった。

この物体と本物のアコーディオンの間に共通点があるとしたら、じゃばらのひだひだくらいだった。でも私にとっては、じゃばらの形や動きなど、アコーディオンの特徴ではなかった。第一、本物のアコーディオンを見ても、じゃばらの部分の存在に気づいてさえいなかったくらいなのに。だから私にとってこの物体は、アコーディオンではなかった。この青い物は、きっと何か全く別の物に違いない。そんなこと誰にだってわかるはずだ。これは大きくないし、赤くないし、光ってもいない。ボタンもたくさんついていないし、すてきな音もしない。それなのにみんなは、これがアコーディオンだと言いはる。もしかして、みんなで私をだまそうとしているのだろうか？

これは言語の問題だったのだ。私は、自分では言語というものをしっかり理解しているつもりでいた。それなのに、私の言葉は役に立たなかった。私が「アコーディオン」と言えば、みんなは私が「アコーディオン」のことを言っているのだとわかってくれるだろう。私はそう思っていた。ほかにどんな言いかたがあるというのか。アコーディオンと言ったらアコーディオンのことに決まっている。アコーディオンは「何ではない」か、一つずつ並べる必要などないはずだろう。そんなむちゃな話があるだろうか。アコーディオンというのは、青いプラスティックの物ではない、アコーディオンというのは……いや、違う。何でもいちいちこんなふうにしゃべるなんて無理だ。

大人たちの言語体系は、いつでもどこか変だった。私はいつでも考えている通りのことを言うのに、どういうわけか、それが別のことになってしまう。こういったことは、成長するにつれて、ますます増えていった。私は自分の思う通りのことを厳密に、うるさいくらいはっきりと、明確に言ったのに、人は違うものを聞いている。そして、彼らの言った通りのことを聞いているのに、後になって、本心は違っていたとわかるのだ。

私はいつも考えた通りのことを過不足なく口にしていたから、他のみんながそれをしないのは、とても不可解だった。私はあてがはずれてがっくりきているのに、みんなはそれを理解しなかったし、私も説明する言葉が見つからなかった。彼らはプラスティックの物体をピューピュー言わせて、私に喜べというのだ。何もかもがおかしい。私にわかるのはそれだけだった。どうおかしいのか、それは説明できなかった。

でも、何かがおかしい、という気持ちは、かならず何らかの形で表に出てしまう。たいていは、その現れかたは、大人たちには全く理解できないし、許せないものだった。私は、欲しくもない醜い物はほうり出してしまう。そこまでする気力のないときは、どこか、自分をなぐさめることに集中しやすい場所はないかと探すのだった。他人を頼ったことはなかった。人になぐさめてもらうのをいやがって避けていたというわけではない。ただ、人になぐさめてもらうという方法があることを、思いつかなかっただけだった。

3. 人はみな同じ顔をしているの？

私はクレーンが大好きだった。クレーンは、私が強烈に熱中したものの一つだった。クレーンを見るだけで、幸福になれる。ふだんなら、新しい場所は、何が起きるか予測できないので嫌いなのに、窓からクレーンが見えれば我慢できる。クレーンが、知らない場所での基地になってくれる。

自宅の子ども部屋の窓からクレーンが見えたので、クレーンには見慣れた。基地になるものが一つでもあれば、ほかは新しいものばかりでも、ちょっとようすを見る危険にも耐えられた。だが、人間を基地にすることはなかった。

姉のケルスティンもすてきなものの一つだった。他の子どもたちとは遊べない私も、ケルスティンとだけは遊ぶことができた。私には、ケルスティン以外にも子どもたちが存在するということさえ、もう一つよくわかってはいなかったのだ。

ケルスティンは年も上なので、遊びの中でも、外の世界でも、私を助けてくれた。私は姉をお手本にした。外の世界へ出ると、いつもケルスティンの半歩後ろをついて歩き、姉のすることをまねてみた。そうすることで、少しは普通らしくふるまえることが多かった。ときには、姉にぴったりくっついて、その一挙手一投足をそっくりまねることもあった。それがどんなに奇異に見えるか、考えたこともなかったし、姉が気を悪くしても、少しも理由がわからなかった。

ケルスティンは、何をして遊ぶか、私は何をしたらいいか、決めてくれた。私にはその方が楽しかった。その上彼女は、私が同じ遊びを延々とくり返したがっても、つき合ってくれた。父も母も私のしつこさにうんざりして、全く退き際というものを知らない子だ、ちょっと譲るとすぐつけ上がる、と言っていたものなのに。

私は同じことを何度でも続けたがり、いくらやっても満足しない子だった。さすがの姉も腹に据えかねることはあったに違いない。それでも、私がどうしてもくり返したがっているのを察して、がまんしてくれた。

私が好きだったのは、あまり内容のない、機械的な遊びだった。ときには、姉がすっかり飽きてしまい、お金を払って相手をしてもらったこともある。たとえば、車ごっこ――二人で長いすの端と端に寝転んで、足の裏をくっつけて押し合いながら「ぶるるるるんぶるるるるるん」となるという遊びにつき合ってもらうのに、一回につき、五エールか十エール払ったことがある。お金は両親のブタさん貯金箱から盗んだ。盗むのは少しも気にならなかった。

同様に機械的な、変化のない遊びには、もう一つ、こんなのもあった。ケルスティンが床にあお向けに寝て、膝を立てる。私はその膝でお腹を支えてもらって、姉の顔すれすれに覆いかぶさる。この遊びが好きだったのは、安全だからだった。ルールもわかっているし、結果も知っている。もう一つの理由は、身体接触の分量がちょうどよく、私にも耐えられたからだろう。ある程度広い範囲に、均等な圧力がかかるのであれば大丈夫なのだ。軽い接触には耐えられないので、役割を交替して、私が下になることはできなかった。

そっと軽く触れられると、神経の先端が残らず縮んで震え、神経系全体が悲鳴を上げる。誰かが私をくすぐろうとすると、それだけで私は死んでしまった。その耐え難さはとにかく耐え難さの限界を越えている。本当に、ただ死ぬしかなかった――少なくとも、私にはそう感じられた。それでもときどき、他の子どもたちにくすぐられることはあった。私はパニックに陥って正気を失うので、見ている子どもたちは、怖がりながらもますます調子に乗るらしかった。もちろん、ケルスティンも私の恐怖心を利用した。私の相手をするのが面倒になってくると、さあくすぐるわよとでもいうように手を動かして見せるだけで、私は大慌てで逃げていくのだから。

ケルスティンは私とつき合うのが誰よりもうまかった。姉のようなつき合いかたなら、私も欲していた。姉はよく私の愚かさにうんざりしていたし、自分が母親代わりになって私を教育しようとしてはいた。それでも、姉はありのままの私のことも好きなんだというのも、はっきり感じられた。それに、少なくとも二人きりのときだけは、私を「本来あるべき姿」と比較することも少なかった。

二人で遊ぶときは、姉が物語の情景を「語る」ことで場面を進めていくことが多かった。彼女には、私の部屋に空想のジャングルを作りだす力があった。二人の演じる役も姉が決めてくれる。私たちは、いろいろな物でジャングルを作った。ふとんや椅子、それに想像力を材料に、姉はお話の世界を作った。

「ここはジャングルなの。あれが虎よ。あなたは、迷子の少女なの」

私は聞き役だった。座って、姉の言う通りのものになる。姉はすっかり、私が迷子だというつもりになっている。だから私でも演じることができた。

ときには私も、姉の指図通りに舞台作りを手伝うこともあったが、たいていは、家のあちこちから必要なものを運んでくるのが役目だった。私はこの役割分担に満足していたし、一方的に使われている感じもしなかった。けれども、舞台背景ができてしまうと、遊びはそこで終わってしまう。私には即興で話を続ける力はない。

そんなわけだったから、私が一緒に遊べるのはケルスティンだけだった。彼女だけが、私との遊びかたを知っている。彼女は、私の相手をするだけではなく、自分も楽しめる遊びかたを自分で見つけていたのだ。

私にとっては、遊ぶとは物を作ることと同義語だった。絵を描くのは二人とも大好きだったから、よくいっしょに描いたものだ。何を描くかは姉が決め、それからそれぞれ自分の作品にかかる。姉が決め、私が実行する。これならうまくいく。対等とはいえないのかもしれないが、それなりの相互協力というものはあった。姉以外の人とでは、こんなふうに協力し合うことなんてできなかった私なのに。

姉と私の違いは、別々に遊ぶ場面になると特にきわだつことになった。姉の友だちが遊びに来ると、私は入れなかった。私は一人ぼっちだった。でも、一人でいること自体は、少しも苦痛ではなかった。他の子どもたちに興味がなかったから。寂しいという感情も持っていなかった。

それなのになお、友だちがいないのは辛かった。姉はパーティーに招かれる。私も行きたい。ところが私は、パーティーに招かれるのは友だちがいるからだということを知らなかった。そして、友だちができるのは他の子どもたちと遊ぶからだということも知らなかった。パーティーに行きたかったのは、他の子がいるからではない。私にとって、パーティーとはクリームのついたケーキを意味した。私もクリームのついたケーキが食べたかった。ケルスティンがおみやげに持って帰ってくるのと同じ、お菓子の袋をもらいたかった。どうして私は袋がもらえないのだろう?

私はかんしゃくを起こした。物を投げ、紙を破る。叫び、かみつき、蹴る。誰にも、何もできなかった。どうしてすべてがこうも不公平なのか、どうして私はみんなと同じになれないのか、どうして私はおみやげ袋がもらえないのか、誰も説明できなかった。どうして私には理解できないことがこんなにたくさんあるのか、誰も説明できなかった。

ケルスティンはいつも、申しわけなさそうにパーティーに行き、おみやげ袋はなるべく、私の分ももらおうとしてくれた。私は家に残って、どうして姉は行けるのに私はだめなのだろうと考えていた。

自分は醜いあひるの子なんだ。だけど、白鳥になることもないのだろう。私はうさぎのスポットなんだ。白うさぎばかりの家に生まれた、ただ一人のぶちうさぎ。家族の秘密として、おじいさんに見せることのできないスポット。私は取り替え子なんだ。森の精が人間の子をさらったときに、身代わりに置いていった、トロルの子。

でも実際は、くちばしの形が違うわけでもなければ、ぶちもない。一人だけ黒髪というわけでもなければ、トロルそっくりの茶色い目をしているわけでもない。外見には何一つ、変わったところはない。見かけは他の子どもたちとそっくりなのに、そして、誰でもいいから他の子になろうとして、私はこんなに、こんなに努力しているのに、ちっともうまくいかない。家で留守番をして、よそ者でいなければならない。

私の誕生日には、子どもはあまり来なかった。私には子どもの知り合いが一人もいなかったから。来ていたのは、姉の友だちか、その弟妹だったのかもしれない。それ以外は、親戚の大人ばかりが来ていた。

私は、子どもが来ても、気に入らなかった。事情を知らない母が、誕生パーティーなのだもの、子どものお客がいなくちゃ、と善意でよんでくれたのだろう。私がさびしがらないように、というつもりだったのかもしれない。でも私は、目ざわりで面白くなかった。あの子どもたちは私の家に、私の庭に、何の用があるのか？　なぜ私の誕生日に家に来て、自分たちだけで勝手に遊んでいるのか？　どうしても理解できなかった。彼らの遊びには、私は入れなかった。子どもが三人か四人もいると、ごちゃごちゃとくっつきあった腕や脚や声の塊になってしまい、何が何だかわからなくなる。見ているだけで怖いし、ぐったり疲れてしまう。無数のゴムボールがたえず飛び回る部屋の中にいるようなものだ。私は一人で座ってお菓子など食べているか、そうでなければ、その場から自分を切り離し、自分の中へと沈んでいくのだった。

もう少し大きくなってくると、子どもとはつき合えないからというので、大人と遊ぼうとしてみることもあった。

「さっさとどっかへ行って遊んできなさい」と大人は言う。でも私には、さっさと動くこともできないし、遊ぶこともできない。

「あっちへ行って遊んでこい」とみんなは言う。まるで私が、誰か他の子ででもあるかのように。だから私は、誰でもいいから他の子になろうと努力した。でも、どんなにがんばっても、必ずおかしなことになってしまう。「誰でもいいから他の子」は現れない。誰でもいいから他の子のふりをしている私がいるだけだった。私には違いがわかってしまった。そう、どれほどはっきりわかっていたことか。「違い」は私の中で、チョークが黒板をひっかく音のようにはっきりと鳴り響くのだった。鏡に映る自分の姿は、周りの子どもたちとは違っていた。遊園地のびっくりハウスの鏡に映った姿のようだった。本当のすがたではない。みんなとは違う。本物じゃない。誰でもいいから他の子になろうとしている子ども。しゃべり方は、声はまねられても、声の後に続く息の音が違った。「違い」は私を目がけてわめきたてた。あんたには無理。いくらがんばったって、あんたはできの悪い贋物《にせもの》。誰か他の子の贋物——。

でも、私は頑固だった。あくまで工夫をやめなかった。試して、試して、試しつづけた。持てるエネルギーの限界を越えてまで努力した。別の子どもになるんだ。普通の子どもに——ケルスティンのような子どもになるんだ。自分以外の子なら誰でもいい。それほどまでに、誰か別の子になりたかった。

ある日のこと、姉が友だちと二人で、聖母マリアとヨゼフに扮して遊んでいた。なんてかわいいの、と両親には大評判だった。大げさにほめちぎる両親の姿をしっかりと記憶に保存した私は、例のごとく、自分も同じことをやろうとした。ベッドカバーにくるまり、人形を新聞かごに入れ、床に座って父か母が通りかかるのを待つ。待って待って、ひたすら待ち続けた。待っている間も、人形では遊ばなかった。人形遊びのやりかたは知らなかったから。私の忍耐力には限界というものがない。ただ座って、発見されるのを待った。一週間ほど前、姉に与えられたのと同じ歓喜の声の分け前にあずかる時を、ひたすら待った。

とうとう、母が私の部屋をのぞき込んだ。私は人形を指差し、「これは幼子イエスです」と言った。そうすれば母は、ケルスティンのときと同じ「まあ、なんてかわいいの」を言わなくちゃと気づくはずだ。

ところが母は、ただ笑っただけだった。私の不器用な解説がひどくおかしかったので、ただ笑っただけだった。私は、笑ってほしかったわけではないのに。笑わせようとしたわけではないのに。私は姉のようになるために、姉と同じことをしたのだ。母にも、姉を見るのと同じ目で見てほしかった。なのに、何もかも失敗だったのだ。

どれほど努力しようと、とにかくだめだった。いつも失敗に終わる。またしても、人間の子どもになりそこねてしまった。やはり人間にはなれなかった。この敗北感は大きかった。四歳の小さな身体にしまっておける大きさではなく、外にあふれだすことになってしまった。

私はかんしゃくを起こしたが、みんなには全くわけがわからなかった。彼らの世界から見れば、私は急に自分の中に引きこもって、物を投げ始めたということになっていた。彼らの世界では、私の感覚は、正当なものとは思えなかったのだ。

私が四歳半のとき、父が家を出ていった。家の二階は人に貸すことになり、フィンランド人のカップルが入ってきた。二階の家具は階下に運び下ろされ、私は突然、別の部屋で寝ることになった。

父が消えたことは、私にとって何の意味もなかった。だから、パパはどうしたのとたずねることもなかったし、どこへ行ったのだろうと思うこともなかった。人間には普通、父親がいることになっていて、しかも父親というのは、ずっといるのが普通であるということを知らなかったからである。寝る前には食卓にあった果物かごが、翌朝目を覚ましたらなかった、というのと同じかと思っていた。ある日は、私には父が一人いた。また別の日には、いない。そんなものだろうと思った。だから少しも気にならなかった。

それにくらべて、家具の配置が変わったショックは手ひどかった。新しい部屋で寝るなんていやだった。今まで通りの場所がよかった。物の置き場所をかえたりしたら、何がどうなるかわかったものではない。だから、すべては今まで通りであってほしかった。動かされた家具だけでなく、他のものまで——私が特定の部屋、特定の家具と結びつけていた規則や概念まで一緒に変わってしまう。そう思うと、どうしようもなく怖かった。

母にとっては、私が父のことをきかないのは都合が良かった。私には嘘をつかなくてすむのだから。姉は当然知りたがるから、お仕事ででかけているのよと説明していた。だが本当は、父は別の女性と一緒に住むようになったのだった。子どもが父を恋しがらないというのは変な話だが、母はあまり気にしていなかった。そんなことより、夫をとり戻そうと必死だったから。母にとっては、何よりも大切なのは父だった。二人は互いに侮辱し合い、傷つけ合うばかりの関係なのに、この関係なしには母は生きていけないのだった。

結局、母の努力が功を奏し、父は六か月で新しい恋人と別れて家に戻ってきた。フィンランド人のカップルは引っ越していった。私は父の姿を見て混乱し、腹を立てた。今度やってきた新しい父親は、私の知っている顔とひどく似ている。私には、これが六か月前までいたのと同一人物だとは認識できず、この人が新しい父親なんだなと考えた。たまたま古い父親と同じ顔をしているからといって、そんなことは全く手がかりにならなかった。なぜなら私はまだ、人間とは一人ずつ顔が違うものだということを知らなかったからである。

私は、両親というのがどういうものなのか、まったく理解していなかった。人には普通、両親は一組しかいないもので、両親との関係は一生続くことになっているだなんて、考えたことがなかった。私の内部には、そんなことを教えてくれる直観力というものがそなわっていなかったのである。だから私は、両親というのは何組現れるかわからないもので、入れ替わることもあるのかと考えていた。母も父も、私とは何の関係もない人たちだと思っていたし、彼らが何のためにいるのか知らなかった。存在の趣旨がわからなかった。また、自分の両親が、他の不特定の大人の男女とはどう違うのかも知らなかった。

両親を持つ必要性も感じなかったし、自分が両親のものだなどとは、これっぽっちも思っていなかった。他の子どもたちは、「あれが私のママよ」などと言っていたが、そんな発言をしたこともない。そして、男性が一人と女性が一人いる場所に置き去りにされるたびに、毎回、これが新しいパパとママなんだなと考えた。内心パニック状態になることもあったが、たいていは、これが世界の摂理なのだと思い、「ああ、そう、」とあっさり受け入れた。何も、別の両親の方がいいと思っていたわけではないから、この種の誤解は、けっして、願望のなせるわざではない。そうではなく、父だの母だのというものがどういうしくみになっているのか、直観で知ることができないのだから、すべては自力で、思考で補うしかなかったのである。私は自分なりに、ちゃんと考えて理解したつもりになっていた。「人生とはたいてい恐ろしいもので、自分でどうこうできることはめったにない」。これが私の導いた結論だった。だから、どこかに預けられると決まった段階では暴れて抗議するものの、いったん新しい母親と父親の元に置かれてしまうと、とにかく慣れなければ、先行きがどんなに不安でも、とにかく新しい家に慣れなければ、と努めるのことになった。

自分には選択の余地はない。そう思っていた。泣こうがわめこうが、どのみち置いて行かれるのだから。混乱があまりにもひどいときは、感情を表に出す余裕などない。泣こうにも、むずかろうにも、暴れようにも、時間もエネルギーもない。だからただ、生き残ることだけを考えるのだった。

ある年の復活祭休暇に、姉と私の二人は、父方の祖父母のところに預けられた。祖父母には以前に会っていたのだが、もう顔を忘れていたので、誰だかわからなかった。私とつながりのある人たちだということも知らなかった。私は闘った。泣き、わめき、かみつき、蹴った。逃げなくちゃ。きっと、一生ここで暮らすことになるんだ……。

私はそれまでにも何度もどこかに預けられては、そのたびに必ず家に帰れたというのに、その経験を、目の前の状況に応用することはできなかった。あらゆる経験は新しく、一度限りのものであり、過去の経験のどれとも関連づけられることはなかった。

私はひたすら叫び続けた。ケルスティンは夜遅くまで私のベッドに座り、厚紙を切りぬいては信号機を作ってくれた。それが、私を落ちつかせる唯一の方法だったから。姉は紙を切っている。緑、黄色、赤。止まれ。進め。はっきりした信号。はっきりしたメッセージ。私は信号機が大好きだった。信号機には心を鎮めてくれる力がある。

次の日も、その次の日も、そのまた次の日も、私はこの新しい状況を受け入れようと努めた。それにしても、姉が平然としているのが不可解だった。彼女は未知の庭に出て、未知の子どもたちと遊んでいる。なぜあんなことができるのだろう？　理解できなかった。私がこんなに怯えているのに、なぜ姉はいつもと変わらないのだろう。わけがわからず、頭の中は落ちつかなかった。

ママは？　パパは？　これが今度のママとパパなのかしら？　どうしてこんなに年をとっているの？　どうしてしわだらけで、髪の毛も少ないの？

母親も、父親も、家も、すべてが入れ替わったというのに、ケルスティンは何事もなかったかのように遊んでいる。何事もなかったかのように……。

なぜ何もかもを取り替えなければならないのか、さっぱりわからない。恐ろしいことではないか。匂いも、物音も、家財道具も、何もかもが急に変わってしまうなんて。私は慣れようとした。この見慣れない人たちを、ママ、パパ、とよぼうとした。二人はちょっと変な顔をしたものの、止めようとはしなかった。二人とも、自分たちが私の両親ではないと教えてはくれなかった。私とのつながりを、説明してはくれなかった。

私は、今度の家の中でどこかすっぽりはまれるすき間、一人になって自分をとり戻せる狭いすき間を探して回った。そして、玄関に、厚手のカーテンで隠された下駄箱があったので、もぐり込んで周りの世界のスイッチを切った。靴に囲まれて座っていると心が落ちついてきた。こうして私は少しずつ、この家に慣れていった。

ところがある日のこと、両親が玄関に立っていた。私はカーテンの陰の避難所から引っこ抜かれた。二人は、私たち姉妹を迎えに来たのだった。二人がまた現れたというのは、とてつもない衝撃だった。私はてっきり、彼らの存在は消えてしまったと思っていたのだから。

これまで考えに考えてやっと納得したことが、残らずひっくり返ってしまった。私の思考を、誰かが逆さまにして揺すったような感じで、何一つ、正しい場所におさまってはいない。論理によれば、こうだった。私はまたしても、新しい両親の所に行くことになっているらしい。また一からやり直せというのか……。今度の両親が、以前の両親とよく似た顔をしているのは、偶然にすぎなかった。

それにしても、こんなの無茶だ——。私は、新しい両親について行く心の準備ができなかった。こうして着いた先は元の家だった。そしてこれからは、芝居をしなければならないらしい。この家は新しい家で、前には存在しなかったかのように。

私には、この二人が、前の両親と同じ人たちなのかどうか、しかとは判断できなかった。単に顔が似ているというだけでは、確信できなかった。だって、同じ顔をした人間たちは、たくさんいるのかもしれないのだから。

4. 両親は愛さなくちゃいけないの？

私はよく、床に座り込んで、アルファベットのカードを並べて遊んだ。使っていないときは、カードは白いプラスティックのバケツにしまっていた。元はといえばこれは、姉のケルスティンのものだった。父がケルスティンのために、厚紙を切り、字を書いて作ったという（父はこの種の工作が上手だった）。それを、私がお下がりでもらったのだ。

私はカードを並べて形を作ったり、いろいろな規則に従って並べたりして遊んだ。Eばかり集めて積み上げたり、Aばかり集めて積み上げてみたりした。すてきなカード。文字はきちんとしていて、はっきりしている。白い厚紙に赤いふちどりと決まっている。ただ一つ気に入らなかったのは、文字によって枚数が違うことだった。XもSも、同じ枚数なくてはならないはずなのに。さもないと、積み重ねた山の高さが均等にならないじゃない……。YもEも、同じ高さであってほしいのに。どうして多い字と少ない字があるのか、私にはわからなかった。

このころになると、父と母の間では、だんだん口論が増えてきた。でも、はじめのうち、私は気に留めなかった。二人が何をしているのかさっぱり解読できないので、相変わらずアルファベットのカードで遊び続けていた。

とはいっても、ケルスティンのようすがおかしいのにはときどき気がついたし、なぜだろうと思ったこともある。姉はしょっちゅう落ちつかないようすになる。両頬には赤い斑が現れるし、身体は見慣れない動きかたをする——ぴくぴくとけいれんのような動きをするようになったのだ。

母がトイレに閉じこもると、ケルスティンが追いかけていく。理由がわからなかった。みんなの身体の動きかたが急に変わったのは変だなあと思ったが、両親が怒鳴り合っているということには、あまり注目していなかった。私に向かって怒鳴られるのでなければ、気にならなかったからである。部屋の中で暴力的な動きが多くなりすぎると、邪魔だなあと思って、カードを集めてバケツにしまい、別の部屋に行ってまたカード並べを続けるのだった。

両親が何をしているのか、解釈しようとすることさえ無意味に思えた。人間の怒りというのは、どんなに考えたってどうせ理解できない。だから、「不可解なもの」としてカッコにくくってしまったほうがいい——どこかでそんな気がしていたのだ。だから私は、解釈しようという努力を放棄して、別の部屋に行く。あんな感情は、あの種の攻撃性は、私自身が持ちあわせていない種類のものだった。人は私のかんしゃくを怒りと解釈していたが、実はそのほとんどは、純粋な恐怖だった。だから私でも、他人の恐怖なら識別できたし、理解できた。怯えている人々、辱められ、自分をちっぽけに、無防備に感じている人々には、共感することができた。どれも、自分に経験のあることだから。

けれども両親のいざこざは、何のことだかわからなかった。私は、解釈できないものは避けて通る方法を工夫した。もっとも合理的なのは、どこかよそへいくことだった。ただし、怒りの対象が私である場合だけは、よそには行けないことが多い。止められてしまうから。それでも私は、自分の中で、どこかよそへ行くことができた。立ち去らなくても、その場を離れることができたのである。

もう少し大きくなってからは、姉が辛そうなのを見ると、気の毒に思うようになった。なぜそんなに動揺しているのか、彼女の内部で揺れ動いているのが何なのか、それは理解できなかったが、姉が惨めな思いをしていることはわかったし、気の毒だと思った。

私は、姉も両親を無視するのが当然だろうにと思っていた。両親が何をしていようと、なぜ姉が気にする必要があるのだろう？　でも彼女はしょっちゅう、両親の間に立って仲裁しようとしたり、母の味方についたりしていた。なぜ姉が両親のことに干渉するのか、私には読みとれなかった。物事が自分の理解力の範囲を越えてしまうと、私は立ち去ることにしていた。

だからといって、私の内側に何の感情もわかなかったわけではない。私は姉が大好きだったから、姉が苦しんでいるのは辛かった。でも、事はあまりにも理解不能で、うるさかった。それに、ひとたびアルファベット・カードを持って別の部屋に入ってしまうと、そこは違う世界だった。ということは、居間で起きていることはもう存在しないのだ。自分の目から見えなくなったものが、まだ続いているはずはない。だから、部屋を出て行くということは、私にとっては、二人のけんかを仲裁するのと同義だったのである。

私は両親を、両親だというだけの理由で好きになるものだというのがわかっていなかった。私の中には、「子どもというのは普通、両親を愛することになっている」と自動的に感じとる機能がそなわっていなかったのである。だから私は、誰を好きになるかを自分で選ぶ権利を、ずっと自分で握っていた。それはとても、合理的なことだと思えた。

ところがケルスティンは違った。姉は私に何かを求めていた。何かのために、私を必要としていた。彼女は私が、自分と同じように反応することを求めていた。二人で一緒に心配したかったのだ。

成長するにつれ、私の中で、「こんな自分ではいけない」という「感覚」が次第に大きく、鮮やかになってきた。姉と同じように反応するのが当然なのだ。自分の反応は間違っている。異常だ——。姉の反応は非実用的だし、私の中の論理にも反しているが、そんなことはどうでもいい。だって、あれが正しい反応と決まっているのだから。自分には何かが欠けているに違いない。私はきっと、母を愛していない、ひどい人間なのだろう。それとももしかしたら、私が横着で、間抜けで、傲慢なせいかもしれない。私は母のことが心配にならなければいけないのに。母が泣いたら、両の頬に赤い斑を作って、トイレのドアをノックしなければならないのに。でも、その反応をいつやったらいいのか、見分けかたをちゃんと覚えられるだろうか？　練習して、慣れればいいんだろうか？

　でも一方で、例の「感覚」によれば、そういう反応は自然に起きなければいけないらしいということもわかった。自然に――無理な相談だ。そんなことがどうやって起きるのか、私は知らない。とにかく私には、自然に反応するなんてことは、ただの一度もなかったのだから。


　五歳のときのこと。私は真夜中に目を覚ました。何が原因で起きたのか、それはわからない。何だか怖い。夜中に目が覚めてしまったときというのは、いつもそうだった。周りは真っ暗だったから。小さな灯がついていたが、それでは足りなかった。私は暗いのが苦手なので、本当をいうと、電気は煌々と点けたまま眠りたいところだったのだが、許してもらえなかった。

　灯が足りないと、何も見えなくなってしまうので、それが怖かった。私の目は、暗さに慣れることができない。みんなは、暗闇が怖いのだろうと言うが、私が怖いのは暗闇ではなく、何も見えないという感覚の方だった。

　私は手探りで部屋の中を進み、廊下に出た。廊下なら灯が点いているから。廊下に出てみると、両親の寝室から、人の声と、物音が聞こえた。寝室のドアは開けっぱなしだった。戸口に立ってみると、ベッドの手前に父の背中が見えた。母はベッドの向こう側にいて、父から逃げようとしている。父は片手に、真鍮のろうそく立てを握っている。いつもなら、一階の食堂のテーブルに置いてあるはずのろうそく立てだった。父が母を追いつめ、捕まえ、ベッドの上に組み伏せて、ろうそく立てで母の頭を殴った。血が流れ出す。鮮やかな赤の血。両親が暴力で争っているところを見たのはこれが初めてのことで、私は、いったい何をしているんだろうと不思議に思った。何だか奇妙な光景だった。なぜあのようなふるまいをしているのだろう？　解釈できなかった。

不意に、二つの手が現れ、両目がふさがれた。ケルスティンだった。姉も目を覚まし、そして私にこの光景を見せまいとしている。彼女は私を部屋に連れ戻し、ベッドに戻らなきゃだめよと言った。そして、もう怖がらなくていいのよ、悲しいこともないし、危ないことなんて、何もなかったのよ、と言った。姉の態度、しゃべりかたが変なので、私はすっかり面食らってしまった。私は悲しくもないし、怖くもない。なのに、どうしてお姉ちゃんは、悲しむな、怖がるな、と言うんだろう？　どうして私は見ることを許されないんだろう？　両親が、何だか私にはわからないことをしている。あれがいったい何なのか、知りたいだけなのに。二人はベッドの周りで踊っているように見えた。変な光景だった。なぜあんなことをするのだろう……。

翌朝、私が階下に下りていくと、母がテーブルの前に座っていた。これはいつもと違う。いつもは、朝のうちに母がその場所に座ることはなかった。いつもなら、台所で忙しそうに何かしらしているはずなのに。座っていることなんてなかったのに。

でも今日の母は、大きなコーヒーのカップを前に座っている。母はサングラスをかけていて、片方の眉のところにくっきりと茶色の線が一本見える。周りには、乾いた血がこびりついていた。母が何か言った。普段通りの話しかたを保とうとしているようだったが、その声は赤かった。青みがかった赤色の裏声だった。

母は、私が血の痕を見ているのに気づくと、夕べ階段から落ちて、おでこを切っちゃったのよと言った。それを聞いて、世界は完全にわけのわからない場所になってしまった。

どうして私に理解できるはずがあっただろう？　なぜママは「本当はなかったこと」を言うのだろう？　私、見たのに。私は考えて、考えて、考えた。それでもわからなかった。もう、頭がすっかり疲れてしまった。

それ以来私は、母の声の中に、この朝と同じ、くっきりした赤色の縞を見分けることを覚えた。縞の意味まではわからなかったが、その縞が現れるのは、母がサングラスをかけているときに多かった。私は、この二つを結びつけるものは何なのだろう、と不思議に思った。赤色の声と、サングラス。私にはわからなかった。両親の行動の背後にある動機も、わからなかった。

当時の私はまだ、同じ行動でも、時により動機がいろいろだということさえ知らなかった。だから、母の嘘というのは、全くわけがわからなかった。

母は「なかったこと」を言っている。でも私には、「ママはなぜ、本当にあったことを言わないのだろう?」という発想はできなかった。それはまだ無理だったのだ。「ママはなぜ、本当はなかったことを言うのだろう?」という考えしかできなかった。私は人の嘘も、まだ具体的にしか考えられなかったのである。

これが私にとっての転機だった。人は物事を、実際とは違うように言うことができる、という発見だった。こうして私は、ほかの子どもたちに近づく道具を、しかも同時に、やっかいな立場から逃れるのにも使える道具を手にすることとなる。「本当はないことを言う」ということは、「大人が聞きたがっていることを言う」ことと同義語になった。そして私は、成長とともに、次第にこのテクニックの使いかたを覚えていった。

ただ、「嘘とは何か」を知ったからといって、自分が「本当ではないこと」を言うときに、これは嘘なんだと考えるようになったわけではない。私は嘘を言ってるわけじゃない。生きのびたいだけよ。これは不可抗力だもの、嘘のはずがない。そう思っていた。

このテクニックは、とても役に立つこともあった。完全にありのままのことを言わない方が、みんなからの風当たりもゆるくなったような気がした。でも長い目で見ると、私はそのせいで、本当の自分を見失うことになってしまった。実際の経験とは違うことをあまりにも何度もくり返しているうちに、本当はどうだったのか、だんだん思い出せなくなっていくのだ。自分までが、自分の言った言葉の方を信じてしまい、後には「何かがおかしい」というぼんやりとした感覚だけが残るのである。

私は、長い言葉を暗記するのがとてもうまかった。特に練習したわけではない。ただ、頭のどこかに定着してしまうのだ。それはリズムとして蓄えられていて、出だしさえ思い出せば、後は、とぐろを巻いていた蛇が這い出すように、ひとりでに口から出てくるのだった。言葉に限ったことではないが、記憶する方も自動的なもので、努力して覚えようとすることはなかった。

私は、家にあった子ども用の本は残らず暗記していたので、きっと、自分は字が読めるのだろうと思っていた。ケルスティンが字を読んでいる姿なら、見たことがあった。ゆっくり、集中して、行にそって指を動かしながら読んでいるさまを知っていた。私だって同じことをしている。だから私も「読んでいる」のに違いない。私は本に集中しているし、書いてある通りのことを発音している。

私は声を出して、一字一句たがわずに唱えた。それも、姉が読むときとそっくり同じ、自信のなさそうな声、たどたどしい抑揚で。「これは本を読むとき用の声なのだろう。本を読むときはこの抑揚を使うことになっているに違いない」と考えていたのである。持っている本のページは全部おなじみだったし、ページをめくるタイミングも間違えることがなかった。両親も、まさか私が全文を暗記しているとは思いもしないので、この子はたった五歳で勝手に字を読むことを覚えたのだと思っていた。私も同じ誤解をしていた。だってアルファベットの文字はずっと前から知っているし、簡単な組み合わせなら書くこともできる。だから、自分はすでに文字の秘密を解き明かしたつもりで、すっかり得意になっていた。

この喜びを奪ったのは、おばだった。ある日、親戚がおおぜい集まった席で、私が字を読むさまを披露しようとかいう話になったのだろう。おばが一冊の本を持ってきた。大きな活字の本で、表紙には蛙の絵がついていた。読んでいるようすがみんなからよく見えるように、私はテーブルの上に座らされた。緑色の、蛙の本を開く。が、何が書いてあるのかわからない。一度も見たことのない本だったから。私には読めなかった。おばは腹を立てて、この子は嘘をついてたんだよと言い、私をテーブルから下ろした。

何がどうなっているのか、私にはちっともわからなかった。どうしておばさんは急に怒り出したのだろう？ どうして私にはこの本が読めないのだろう？ あるときは賢いと言われて注目の的になったかと思うと、突然、馬鹿で嘘つきになっていた。どうしてこんなことが起きるのだろう？ いくら推論しても、導き出された結論はただ一つ、私はまたしても大人を怒らせてしまったということだけだった。私は何の説明も与えられず、とり残された。みんなの関心はあっさり、姉のリコーダーの演奏へと移っていた。

結局、この事件からいくらもたたないうちに、私は今度こそ本当に、読みかたを覚える。アルファベットのカードと、自分の推理力だけを頼りに解読したのである。書く方が読むよりもやさしかったので、まずは、書くことを先に覚えた。読めるようになったのはそれからだった。

言葉は面白い。ちょっと難しいくらいでなくては、楽しくない。次から次へと、どんどん難しい単語を覚えたくてたまらなかった。新しい単語を耳にすると、すぐに捕まえた。そして、一度でも印刷で見たことのある単語は、すぐに書くことができた。

書くのは楽しかった。上手に書けるんだというのも嬉しかった。書き言葉で表現するのは、口で話すよりもはるかに楽だった。話し言葉というのは、私にとっては回り道のようなもので、ひどくもどかしかった。

私はラベルをたくさん作って、いろいろな物につけた。何もかもが整然として、明確で、混ざらずに分類されているのが好きだった。これは何も、混沌とした内面をコントロールしようという試みではない。外界の方を、自分の中の世界と同じ秩序で整頓しようとしていたのだ。そうすることで少しは、自分と外界とがうまく調和できるだろうかと思ったからである。

私の頭の中にはすでに、小分けされ、ラベルのついた収納場所があり、さまざまなできごと、家の部屋の一つずつ、あるいは小世界の一つずつをしまうようになっていた。コンピュータのファイルのように、これらの仕切りには何段階もの階層があり、細かく下位分類されていたが、横の相互関係はほとんどないに等しかった。だから当然、外の世界だって、同じような方式で分類した方がわかりやすいに決まっている。だから私は、あらゆる物の名前を表示し、置き場所をはっきりさせるため、ラベルを作ったのである。

まだ書くことを覚えたばかりで、正確なつづりができなかったころ、私はこんなラベルを作った。「グニラ　ひみつのたからわこ　ゆびわと　それから　うれわをしまうとこ」。

両親は、私が自分の宝石箱を作ったのをほほえましく思っていたし、私の方でも、勝手にそう思わせておいた。両親は、私が姉の宝石箱を羨ましがっているのかもしれないと考えた。姉の宝石箱は赤くて、ふたの裏側には鏡がついていた。母も同じような形で、白いのを持っていた。両親は、この子もそんなきれいな箱がほしいんだろうか、などと言っていた。

私はそんなもの、全然ほしくはなかった。だいたい、その手のものは嫌いだった。でも、私にはわかっていた。両親に言っても、どうせわかりはしないだろうということを。この箱にも、ラベルにも、私なりの目的があったのだが、両親は全く別の意味に解釈していた。

私は、記憶の届く限りずっと昔から、アクセサリーの類がひどく怖かった。普通のアクセサリーだけでなく、ヘアピンも、金属のボタンも怖かった。恐ろしかったし、憎らしかったし、気味が悪くもあった。無理やり触らせられると、耳の奥でひゅうっという金属音が響き、胃がひっくりかえるようにむかついた。スピーカーの音がハウリングでも起こしたように、この金属音は尾てい骨から脊椎をかけのぼり、耳の奥に達して鳴り響いたかと思うと、今度は喉を通って胃に飛びこみ、吐き気を催させるのだった。アクセサリーを触ったときの身体の反応があまりにも恐ろしかったので、私はその恐怖をアクセサリー自体に向けてしまった。そのため、アクセサリーを見るだけで怖いと思うようになってしまった。

同じアクセサリーといっても、ひどいものとさほどでもないものとがある。小さくて、デザインの凝ったものほど、耐え難い。込み入った装飾が動き出すように見えるので、よけいにたちが悪い。つるんとしたシンプルなものよりも、石をちりばめたものの方がひどいし、ブレスレットよりも指輪の方が危険だった。ごてごてしたボタンが怖くて、ノルウェー風のセーターはとても着られなかった。とにかく我慢ができなかった。

端にプラスティックの珠がついた茶色いヘアピンも最悪だった。触ると音が聞こえるのだ。あのつるっとした透明のプラスティックに触ると、ぎいいっという金属音が響く。ぞっとする。危なくてかなわない。身体の内部が痛みだす。

きらきら光るいやらしい石がいくつもついた、凝った指輪も音を立てる。つるつるした、きらきら光る音は大嫌いだった。宝石を渦巻き型に散りばめてあるのなどは、特に苦痛だった。渦巻きはじっとしていないので、何を見ていたのだかわからなくなる。石がもぞもぞと動いているように見えるのだ。「渦巻き」という言葉を発音しても、同じ感じに聞こえる。渦巻き、渦巻き、渦巻き。音が動きだす。いやな感じだった。

だけど、もしも同じ言葉を、はっきり、くっきりと発音したら、音と音がくっつき合わないよう、「う　ず　ま　き」と発音したら、今度は動き出さなくなるだろうか？　「渦巻き」という言葉を克服したら、本当の渦巻きの方も動かなくなるだろうか？　普通に見えるように、何でもない形になるだろうか？　私は試してみた。でもだめだ、そんな手は通用しなかった。

私はときどき、プレゼントとしておもちゃのアクセサリーを与えられた。いくら嫌でも、逃げることはできなかった。女の子というのは、指輪や腕輪が好きなものと相場が決まっているのだから。アクセサリーをもらうのはぞっとすることだった。

ときには、現物には触らずにその場をやり過ごせることもあった。まず箱を開けて、すてきな贈り物に対するお礼を述べる。そして、似合うかどうか試してみると言って自分の部屋に持って行き、戻ってきたらぴったりだったわと言えばいい。しかしときには、どうしてもはめて見せろという人もいる。断りたかったが、無理だった。こんなものははめたくない。それに第一、似合おうが似合うまいが、何の意味があるだろう？　どうせ二度とつけることもないのに。でも、それを口に出すことはできなかった。

そんなわけで、私は無理やり指輪をはめられ、心臓がばふんばふんと鳴る。私は固まったままじっと立っている。吐き気をこらえ、背骨をつねり続ける金属の指に耐えながら……。こうして、大人の気がすめば、一件落着。あとはすてきな贈り物にお礼を言うだけ。すべては完璧。見事なものだ。大人たちは、自分たちの善行に満足する。

私が「ひみつのたからわこ」を作ったのは、やっとのことでちょうどいい箱を見つけたからだった。それは頑丈なプラスティックの箱で、ふたを押さえるとぱちんと音を立ててしっかり閉まる。アクセサリーをしまっておくには、実に頼りになる箱だった。これなら、中のものが這い出して、突然思わぬところに現れる気遣いはない。すべてはしっかり箱の中に収まっていてくれる。開けるのはクリスマスか私の誕生日に、新しくもらった嫌らしいプレゼントをそっとすべり込ませるときだけだった。

この宝石箱を置き直すときは、確かに安全だということを自分に納得させようと、何度もふたを開け閉めする。ふたが閉まるときのぱちんという音は、確かに閉まったという合図、安心の印。箱を整頓するときは、これで大丈夫だと思い、心の底から満足だった。だから、誰もわかってくれなくても、あまり気にならなかった。それに、私はこの箱をちゃんと自分で確保できたのだと思うと、とてもいい気分だった。この箱には二つの役割がある。一つは表向きの役割、彼らのための顔——幼い女の子の宝石箱。もう一つは非公式の、でも生死にかかわる大切な役割——この忌まわしいものどもを閉じ込めておくところ。私は何も言っていない。言う必要もなかった。大人たちの方で勝手に、「本当ではないこと」を信じていたのだから。

私が何かを怖がっているらしいことは、母もうすうす気づいていたはずだ。どうしても着せられない服が何着かあるのは母にもわかっていたし、私がヘアピンを嫌がることも知っていたのだから。たぶん母は、この子は変な癖が多いから、くらいに思っていたのだろう。

それに比べると、ケルスティンは、私がどれほどアクセサリーを怖がるか、よく知っていたし、私をおどかすのにその知識を使うこともあった。たぶん姉は、私が反応するのを見てみたかっただけなのだろう。そして、反応を起こさせるには、アクセサリー恐怖を使うのが一番確実だったのだ。弱味につけこまれるのは困ったことではあったが、それでも、母が何も知らずに怖いことをするのに比べたら、この方がまだ、理解されているという気がした。母は単純に、このカーディガンはちくちくするのかも、このセーターはきついのかも、と思っていて、ボタンのせいだなんて気づきはしなかった。

私は大きくなるまでずっと、ほとんど絶え間なく、ぞくぞくと震えるような感覚が背骨を伝って腰の方へ下りていく感じに悩まされていた。この震え感はときどき悪化することもあったし、かと思えば比較的おだやかで何とか我慢できる時期もあった。それはちょうど、もう少しでくしゃみが出そうな感じ、その宙ぶらりんな感覚が背骨の中にとじこめられ、そのまま永久に定着してしまったような感じだった。震え感といっても、本当に震えているわけではない。とにかく何とかして表に出さなければならない。ちゃんと爆発させて、地震計で震度が測れるような形に変換しなければならない。私はどうしてもそれを外に出したかった。くしゃみが出かかっているときは、どうしても出したいのと同じように。

でも、その感覚はいつまででもそこにある。永久にそこにある。ほんの少しは慣れることができたが、それでもそれは常にやむことのない拷問だった。特に、その強さが変わったときにはっきり目立った。私はさんざん工夫をこらして、この不快感をときおり、少しだけ楽にする方法をあみ出した。それでも、完全におさまるというにはほど遠いものだった。

この感覚は、冷たい鋼鉄を背骨に注ぎ込まれる感じに似ていた。内側では、硬いのにそれでいて液状の鋼鉄が流れ落ち、外からは、金属製の指が何本も、背骨を小刻みに叩いたりくすぐったりする。外からはぎざぎざのクリップの歯がくい込み、中にはラムネが満ちているような感じでもあった。冷たい熱が流れこみ、燃える冷たさが食い込む。チョークが黒板をひっかくときの鋭い音を捕まえて触覚に変換したものを、首の後ろに植えつけられるような感じだった。この感覚は永久に私の首の後ろに埋まっている。そしてそこから、耳の奥に流れこんで金属音を鳴らし始めると同時に、腕の方へと触手を伸ばし、ひじまで達したところで根を下ろす。それ以上先へ進むことはない。けっして、手先まで達することはない。

私はこの感覚のことを、誰にも言わなかった。これ以外の状態があるとは知らなかったし、この苦しさを表すのに適した用語がなかった。そんな単語は存在しなかった。だんだん慣れてはいったものの、状態が悪くなり、圧力が増してくると、やはり何かしないではいられなかった。両手をこすり合わせるのが役に立つこともあった。背中や首筋を壁に強くこすりつけても楽になった。ときには、首をぐいっと曲げるのが少し効くこともあった。とにかく、少しでも楽になる方法を、手探りで見つけなければならなかった。

そのうちに私は、強迫的な儀式に頼るようになった。何かちょうどいい物体にそって指先をすべらせ、輪郭をなぞったり、掌を押しつけたりしていると、中途半端だった震え感がいったんは激しくなるのだが、ある点を越えてしまうと逆にあまり感じられなくなることがわかった。それはちょうど、周波数をどんどん上げていくと、知覚できる範囲を越えてしまうのとよく似たやりかただった。

私が触りたかったのは、曲面のある物だった。ドアの近くを通れば、必ず取っ手を握った。人さし指の先を、ちょうど取っ手の曲がっているところに当てる。そうすると気持ちがよくなるのだ。階段を昇り降りするときは、ずっと掌を手すりに滑らせていく。階段のまん中、手すりの曲がっている箇所まで来ると、立ち止まって、何度も何度も、掌をカーブに沿わせてこすりつける。昇るときも、下るときも、必ず同じ場所でこれをするのだった。背骨を鎮めるためには、これをしなければならなかった。そして、階段を降りきってしまうと、最後は必ず、手すりの端の丸くなっている部分に爪を立てるのだった。

私は爪の部分も、歯と同様、触覚が鋭かった。それに、どういうわけか、髪の毛にも何か感覚のようなものがあった。

背骨を鎮めるためには、ガラス瓶を見かけたら、一本残らず、底のくぼみを指先でなぞってみなければならなかった。一本残らずでなければならない。一本でも触りそこなうわけにはいかない。一本残らず底を触らなければ、すべてがぶち壊しになり、何の効果もないのだ。だから、この儀式はどうしても完璧でなければならなかった。

とにかく背骨のぞくぞくする感じを止めたい。鎮まらせて、止めたい。そして、儀式を完遂すれば、少しは止まってくれる。少なくとも、最悪の状態からは抜け出せる。ただそれだけのこと——永遠に続く不快感を、ときどき中断させることが、私のこだわりとなった。考えるのは背骨の不快感のことばかりというのは面白くなかったし、こんなことに全エネルギーを奪われるなんてがまんならなかったが、ほかに方法がなかった。

私の感覚から言えば、掌をこすり合わせたり、物を爪でひっかいたりするのは、苦痛を克服するための、全く論理的かつ建設的な手段だった。しかし他のみんなから見れば、うるさくて、馬鹿馬鹿しくて、不可解な行為だった。みんなは、くだらないことはやめなさいと言うばかりで、代わりの手段は何一つ提案してくれなかった。本物であろうと仮想のものであろうと、私の背骨に貼る絆創膏をくれはしなかった。共感もしてくれなかったし、私が苦しんでいることも知らなかった。

この時期のこだわりにはもう一つ、座席にまつわるものもあった。こちらはほんのしばらくの間だけだったと思う。それは、「誰かがしばらく前まで座っていた場所には座れない」というものだった。「あなたの席だから、座れません」と私は言うのだった。考えもなしに、適当に座るなんてひどい。私が座れなくなってしまうじゃない。一か所にちょっと座っただけで、あっちに座ったりこっちに座ったりと移動する人がいると、馬鹿じゃないかと思った。きちんと前もって考えて、計画的に座ればいいのに。そうすれば、私が安心して座れる椅子が残るのに。私は大人たちに、正しい席順を教えようとしたが、みんなは笑って、君が決めることじゃないよと言うばかりだった。

誰かが立ったあとの椅子は、かなりの時間がたつまで不思議な臭いがするので、臭いが抜けるまで座りたくないのだ。でも、大人に説明しても何にもなりはしない。みんなは椅子の臭いをかいでみて、ちっとも臭わないじゃないか、と自信ありげに言うばかりだったから。しかたがない。立っているほうがましだった。食卓でも、誰かが私の席に座ってしまうと、私は立ったままテーブルにつくことになった。

このこだわりは、そう長くは続かなかった。六か月くらいだっただろうか。その時期がすぎてしまうと、椅子の臭いなどわからないようになったし、誰かが前に座ったかどうかなんて考えないようになった。

わが家では、休暇といえばたいていオーランドで過ごしていたが、私が五歳のときの夏休みだけは、いつもと違う夏の家を借りることになった。これは母の意見だったに違いない。父は私と同じで、新しい場所が苦手だったから。このときの夏の家は、前の年に借りた家よりも大きくて、表には怖い牛がたくさんいた。私は新しい場所が嫌いだし、牛も怖かったので、今までの所がよかった。

その年は暑い夏で、ケルスティンはそこらじゅう蚊に刺されてしまった。いつものことだが、私は一つも刺されなかった。陽は照りつけるし、姉は全身が腫れ上がっているし、両親は口論ばかりしている。牛がいるので、外に出る気にもなれなかった。

そんなある日、父が近くに風車小屋があるのを見つけ、姉と私を連れて、三人で見に行こうということになった。小屋に着いて、外壁のはしごを昇ると、小屋の外側を一周している幅の狭いバルコニーに出る。バルコニーを進んでいくと、ドアがあった。ケルスティンが触ってみると、鍵はかかっていなかった。姉はおそるおそる開けてみた。当然だろう、だってここは、よその人の家なのだから。開けてみると、中はまるでお人形の家のように可愛らしくしつらえられていた。姉は誘惑に耐えられず、一歩、足を踏み入れた。

それを見た父は、またもやいたずら心を起こした。娘をおどかすまたとないチャンスだ。父は急いでドアを閉めると、外からかんぬきをかけた。私は何のことだかわからなかった。父はじれったそうに私を見て、手まねではしごを降りるよう合図をすると、ドアの向こうにいる姉に「バイバーイ、パパたちは帰るからね！」と言った。

父はすてきな思いつきに得意になりながらも、私が合図の意味を理解しないのでいらだち始め、早く降りてこいと荒っぽいしぐさで呼んだ。置き去りにされたケルスティンを怖がらせるため、早く風車小屋を離れたくて、気がせいていたのだ。

ところが私には、一人ではしごを降りるなんて無理だった。自分の腕や脚がどこにあるかという感覚もないのに、どうしてはしごなど降りることができるだろう？　でも、父がじれているらしいことは感じられたし、急がなければならないこともわかった。私はもたもたと足先で横木を探しはじめたが、たちまち落ちてしまった。

落ちていくあいだ、これまでの経験が何枚もの静止画像となって目の前に現れた。五年間の人生がマンガのコマのように点滅する。ああ、私は死ぬのね。そう思った。

私は死ななかった。空中で反対向きになり、固い地面に頭から落ちた。何もかもが真っ黒く、空っぽになり、何も考えられなくなった。その次に見えたのは、母がこっちに走ってくる姿、それに、もう小屋から出してもらったらしいケルスティンが、ジュースがどうとか絆創膏がどうとかしゃべっている姿だった。私は再び意識を失った。

　次に目が覚めたのは車の中で、私は膝かけでくるまれていた。おかしい。この膝かけは使ったことがないのに。いつもは車のトランクの一番底に敷いてあって、上に物がいっぱい乗っているはずなのに、今はこんな所にある。どうやってこんな所に来たのだろう？　私にはわからなかった。

　しばらくすると、びょういんという名前の建物に着いた。私は椅子に座らされ、お医者さんに膝を叩かれた。膝を叩かれたら脚を蹴り上げなければならないというのは知っていた。ドナルド・ダックがやっているのを観たことがあったから。だから私は、その通りに脚を蹴り上げて見せた。今、ここで何をすべきか？　私はいつでも、頭で考えて解決しようとした。何でも計算しようとした。正しいことを、正しくこなせるように。

　診察がすむと、私たちは夏の家に帰った。脳振盪です、大したことはありません、無理をしないでたっぷり休養させなさい、とのことだった。

　両親は、ずっと私につき添っているなんて無理だということになった。ケルスティンがかわいそうだというのがその理由だった。そんなわけで、三人は泳ぎに行ってしまい、私が一人で残されることもときどきあった。私も泳ぎたかった。私は水が大好きなのだ。水の中では、陸にいるときほど、自分の不器用さを感じずにすむのだもの。それなのに今は、気分も悪くないのに、家にいて寝ていなければいけない。みんなは、真昼だというのに寝室のブラインドを下ろして、じっとしてなさいねと言い残して泳ぎに行ってしまった。私はじっとしてなんかいたくなかったので、みんなが行ってしまうといつでも、ベッドの上でぴょんぴょん跳びはねていた。

「あんたがそんな風になったのは、きっとそのせいよ」――大きくなってから、ケルスティンはよく冗談半分にそう言ったものだ。姉の言う「そのせい」というのは、風車小屋から落ちたことだったが、私は、寝ていなければいけないときに飛びはねたせいかな、などと考えたものだ。

もちろんこれは冗談だったが、私たちは二人とも知っていた。私は最初からこうだったということを。他のみんなは気づかないふりをしていたけれども、そもそもの最初から、何かが、どこかが全然違っていたのだ。ただ、それがなぜなのかは謎だった。

5. 「お友だち」って何？

とうとう、もはや「外の世界」を押しとどめることができなくなる日がやってきた。それから十年にわたって続くことになる、衝撃と動揺の日々の幕開けだった。私は、保育園に上がることになったのである。

両親は、保育園に行くと面白いことがたくさんあるよと言っていたので、私はそれをそのまま信じていた。二人とも、これから面白いことが起きるのを知っているのだろう。そう解釈したのだ。二人揃ってこう言っていたから。

「楽しいよ。お友だちもできるよ」

私はこの言葉を聞いて、両親には未来のこともちゃんとわかるんだなと考えた。そうはいっても、まだ起きてもいないことがどうやって見えるのか、そこまではどうしてもわからなかったけれども。私は、両親の言葉を、そのまま文字通りに解釈した。「お友だち」というのがいったい何なのか、誰のことなのかはわからなかったが、きっとパーティーに行けるようになって、クリームケーキが食べられるということなのだろう、と思った。ところが、現実はそうはいかなかった。

最初の日、私は母に連れられて保育園へ行った。保育園とはいったい何を意味するのか、私は知らなかった。どんな場所なのか、絵になってはいなかった。

玄関に入ると、ものすごい騒音、動き、それにたくさんの子どもたちが、にわか雨のように降りそそぎ、一瞬のうちに五感が圧倒されてしまった。こんなにたくさんの子どもたちを見たのは初めてだ。私はすっかり怯えてしまい、がちがちに固まって、一歩も動こうとしなかった。いや。だめ。こんな部屋いや。子どもがあんなにたくさんいるじゃない。いやだ。楽しいって言ったくせに、ひどい所じゃないか。

他の子どもたちは部屋に入ってしまい、玄関に残っているのは母と私、それに先生が一人だけになった。そのとき突然、私は気づいた。母が帰ろうとしている。この上ママまでいなくなるなんて！

私はパニックに襲われた。

だめ！ ここはどこ？ 顔のない人たちがあんなたくさん。みんなどこから来たの？ 私に何をしろっていう気？ こんな所はいやだ。放っといて！ 私の身体はどこからどこまでなんだろう、感覚がない。これからは、ここに住むんだろうか？ こんな恐ろしい所が、新しい家なんだろうか？ だめよ！ こんな所にはいられない。逃げなくちゃ。放して！ 出して！ 顔のない顔がこんなにうじゃうじゃしている、こんなやかましいところにはいられない。

こんな所には住めない。とにかくだめ。私は蹴った。わめいた。かみついた。ひっかいた。とうとう、恥ずかしくなった母は私を連れて家に帰った。家に帰った私は、あの場所にもう一度連れて行かれることをくい止めるためなら、何でもやった。保育園とかいう、あのとんでもない場所に連れて行かれずにすむためなら。

空っぽの顔をあんなにたくさん見たのも初めてなら、あんな混乱も初めてだった。この世に顔のない人があんなに大勢いるなんて知らなかったし、あんなに完全に顔のない人がいるなんて知らなかった。

私の知らない人の顔は、みんな空っぽだった。ということはつまり、うちの家族以外はほとんど誰も、顔を持っていなかった。私は、あの顔のない顔たちも、実は、私の知っている人たちと同じ人間なのだということに、まだ気づいていなかったのである。

顔のない顔たちは、家具と同じで、中身がなかった。だから、家具と同じように、部屋の付属品なのだと思っていた。つまり、私がたまたま見かけたときにいた、その同じ部屋に、ずっといるものだと思っていた。大人であるとか、子どもであるとも思わなかったし、自分の意志であちこちの部屋を移動するなんて思ってもみなかった。ソファーは勝手によその部屋に行ったりしない。それと同じだった。私は違う。私はあちこち部屋を移動することができる。それは知っていた。でも、自分の知らない人を、最初にある部屋で見た後で、また別の部屋で見かけたら、もう別人だと思った。顔は空白なのだから、以前に会ったことがあるかどうかなんて、知りようがなかった。

また、誰かに、私が別の部屋でしていたことを「見たよ」と言われたりすると、混乱してしまった。よほどよく知っている人でもない限り、私には顔がわからない。だから、今この部屋にいる相手が、さっきは別の部屋で私と同席していただなんて思いもよらなかった。それはまるで、椅子やテーブルが私の行く先々に歩いてついて来たと聞かされるのと同じくらい、荒唐無稽に聞こえた。

こういう不可解な経験をするたびに、私は謎を解こうと思案を重ねた。そしてときおり実験にのり出した。何か、禁じられていることをやってみて、後で、誰と誰が知っているかを調べようというのである。この種の実験は、謎を解くのにはめったに役立たなかったが、もう一つ別の仮説を生みだすのには役立った。もう一つの仮説というのは、このようなものだった。「どうやら私の知っている人たちには――つまり、意味のある顔がついている人たちには、常に、全ての部屋が見えているらしい」。

もしかしたらこの仮説は、顔のない顔たちはどこへも移動できないという仮説と釣り合いがとれるよう、理屈で考えだしたものだったのかもしれない。私は事情を理解したかった。でも私は、知的能力はあったのに、理解するための道具立てを持っていなかった。

誰かが、私について何かを「知っている」と言うたびに――私の理論によればその人が知らないはずのことを「知っている」と言うたびに、何度も、何度も、私はひどく苦しんだ。この苦しみに耐える唯一の方法といえば、その言葉を無視することだけだった。

でも当時の私は、まだ知らなかった。彼らの世界では、誰かを怒らせようと思ったら、その人を無視する以上に確実な方法はないのだということを。なぜなら私にとっては、他人に無視されるのは快く、少しも気にならないことだったからである。そんなわけだったから私は、大人を無視したときに、彼らが怒りだすのが全く理解できなかった。

大人たちは、本当に謎の存在だった。確かに私はしょっちゅう大人を無視した。ときには、「どうせ何もかもわからないし、もういいや」と考えて、意識的に他人を無視したこともあった。だが、たいていの場合は、もっと無意識にやっていた。ただ閉じこもってスイッチをオフにして、これ以上不可解なことに頭をかき回されるのを防ごうとしただけだった。

ものの見えかたにも、どこか人と違うところがあった。私の視覚は少々平板というか、二次元的なので、このことも場所や人間の理解に影響していた。

それに、視覚イメージはわざわざ目まで迎えに行かなければならなかった。映像の方から、私を目がけて飛びこんでくることはなかった。さらに、私の視覚は、大切なものを自動的により分けてくれるということがなかった。何もかもが無差別に、鮮明かつ克明に見えていた。

世界は写真のように見えていた。このことの影響は、さまざまな形をとって表れた。たとえば私は、近所の家々にも内部があるということを知らなかった。すべては芝居の書き割りのように見えていたからである。自分の家の内部には空間があることは知っていたのに、その知識を、向かいの家に応用することはできなかった。向かいの家は、紙と同じ、平面でしかなかった。

近所の人たち、つまり、ときおり近所の庭で見かける顔のない顔たちは、書き割りとセットになった大道具のようなものだった。書き割りの家の中にも人が住んでいて、私たち家族と同じように暮らしているなんて、考えもしなかった。

平面的な視覚の影響はもう一つあった。私は、「下」とか「向こう側」という概念がわからなかったのである。いくつかの特定の物に関しては、何か別の物の下や向こう側に入ってしまうこともあるとちゃんと理解していた。入ってしまう現場を見たことがあるからである。一度でも見れば、理解できた。ところがその理解は、そのとき見た物にしか通用しなかった。

たとえば、ボールが一個転がって机の下に入ってしまうのを見ると、即、「ボールというものは、机の下から見つかることもがある」とわかる。「今は自分の目には見えなくても、あのボールはまだここにあるのだ」というのもわかったし、「別のボールも大きな家具の下に隠れることがある」というのもわかった。それればかりか、この新しい経験を、世界について以前から持っていた理解の上に足して、未来のことにまで適用させることさえできた。ところが、これだけのことがわかっても、「机の下にはボールだけではなく、他の物も入ってしまうことがある」という発想にはまったく結びつかなかったし、「ボール以外の物も、何かの下や後ろに入って見えなくなることがある」というのもわからなかった。

私が何か探し物をしていると、両親はよく、この子は手のつけられない怠け者だといって、笑い物にしたり、叱ったりした。彼らの世界からは、私の姿はまるで、物をどかして下を見るのをめんどうがっているように見えるらしい。「この子ほどぐうたらな子どもなんて、いるかしら？　ハハハ」ということになるのだった。

さて、保育園に行くのをいつまでも拒否することはできなかった。一週間がんばり続けた後、私はあっさり連れ戻された。今回は、園の側でも、前より少しは静かな出迎えかたを考えてくれた。母と私が玄関に入ったときには、他の子どもたちはもう来ていて、よその部屋で何かしていた。私は壁に取りつけられた釘を見せられ、この釘は私のものだと教えられた。私の上着が釘にかけられた。

ママとの約束では、今日は見に来るだけで、残らなくていいということになっていた。ママはちゃんと約束したんだから。私たちは確かにここに来たし、上着も釘にぶら下げたのだから、もう帰りたい。もう帰れるんじゃないの？

玄関と続きのホールには、木工用の作業台があって、男の子が一人、のこぎりで何やら切っていた。ジグソーパズルを作っているのだという。これは面白そうだ。そこで私は、ジグソーパズルを作ってもいいのなら、明日も来てもいいと言った。きっと作らせてくれるわ、そう、母も言った。私は考えた。それなら、子どものたくさんいる他の部屋には入らずにすむんだ。ずっと、玄関ホールにいられるんだ。

翌日連れて行かれたとき、私は、今日は母が私を置いて帰ってしまうということを知らなかった。ところが、彼女は私を玄関に押し込むと、急いで行ってしまった。母は戻って来るのだろうか。戻って来るとしたら、いつ戻って来るのだろう。私にはわからなかった。自分はこの恐ろしい場所でたった一人になってしまった。でもとにかく我慢しよう。私は最善を尽くした。何もかもがいやな感じで奇妙で新しくて見慣れなくて混沌としているけれど、いつも通りに平然としていなければならない。保育園で楽しく遊ばなければならない。誰でもいいからほかの、普通の子どもにならなければならない。私は私であってはならない。

私は近くにいた空っぽの顔に――つまり先生に、パズルを作りたいんですと言った。パズルは本当は男の子のすることなんだけど、今度だけ特別ね、という返事が返ってきた。先生は板を一枚とえんぴつ、それに消しゴムを持って来た。私は一人で机に向かって座った。他の子どもたちは、どこかよそこにいた。

先生は私に、やりかたを説明した。「こうして、こうして、こうして、コシテコシテコシテコシテコシテコシテコシテ……」

言い終わると先生は行ってしまった。何を言っているのだか、速すぎて少しもわからなかったが、気にならなかった。パズルならちゃんと知っているんだから。

私は家でよくパズルをしていた。父は何千ピースものジグソーパズルを持っていて、わからなくなると私を呼んで手伝わせた。私の目は鋭くて、何千もあるピースの中から、必要な一個を探しだすことができた。父が、ピースの見つからない空きスペースを指差すと、私が正しいピースを見つけるのだ。

でも、たいていは少ししか手伝わせてもらえなかった。私があまり簡単にやってしまうので、父が楽しめなくなってしまうからだった。私はもっと手伝いたかった。何かが上手にできるというのは誇らしかったし、手伝えるのも誇らしかった。それに、どうしてもっと手伝ってほしいと思わないのか、理解できなかった。だって、すべてのピースを正しい位置にはめることこそ、パズルの目的ではないのか？　だとしたら、できるだけたくさん手伝ってもらい、できるだけ速く完成させるのが当然ではないか。そうすれば、また次のパズルを一から始めて完成させることができるのに。そして、そのまた次のパズルを始めることができるのに……。

自分用のパズルというのも持ってはいた。五百ピースのと、千ピースのがあった。でも、自分でやってもあまり面白くなかった。父のパズルで、父より上手にやってしまう方が、ずっと面白かった。

私は、パズルというものを、人間の「やること」というよりも、何か「起きること」のように考えていた。パズルには、始まりと終わりがある。そして私は、何かが終わった状態というのが好きだった。終わったもの、完成したものは、満足感を与えてくれる。だから、一つのパズルは一回しかやりたくなかった。できてしまえば、それで終わり。完成したパズルをばらばらにして、もう一度一から始めるのは、きわめて不条理に思えた。終わったものは、終わったはずではないか。

それが、私にとってのパズルの予備知識だった。私は保育園で、鉛筆と板を目の前に、机に向かっていた。でも、こんな小さな板きれが、どうやったら千ピースのパズルになるのだろう？　それはわからなかった。でも、まずは何か、ごちゃごちゃとこみいった絵を描かなければならないということはわかった。絵が複雑でなければ、簡単すぎてつまらないパズルになってしまうもの。

私は、とにかくいい絵を描かなくちゃ、と思った。今やるべきことは、この板の表面に、パズルが完成したときに現れる絵を描くことなんだろう、と思っていたのだ。自分は絵が上手だということは知っていたが、それでも、ふだん以上に特別の努力をした。先生に、すごいと思ってほしかったのだ。私の作品が良いものだと言ってほしかったのだ。

ところが、先生に絵を見せると、返ってきた言葉はこうだった。

「違うでしょう。これじゃ切りぬけないわよ」

これは間違っているということはわかった。でも、どう間違っているのかはわからなかった。何かを「切りぬく」という言葉が何を意味するのか、それはどんな風に行なわれるのか、私の中にはそれに対応する画像がなかった。

先生は板を裏返して、もう一度始めからやりなさいと言った。私は裏側にも絵を描いた。本当に細かい、面白い絵だった。でも、今度もまた間違いだった。先生は怒りだし、人の話を聞いてなかったのねと言う。私には先生の意図が伝わっていなかった。たぶん私はこのとき、パズルのピースの輪郭線を描くように言われていたのだろう。でも、たとえそんな言葉がわかっていたとしても、今度は、子どもにそんなものを描かせようなんて、ひどく奇異な考えだと思ってしまったに違いない。私の頭の中にあったパズルのイメージは、千ピースのジグソーパズルだったのだから。とにかく、このとき私が理解したのは、「私が最大限の努力をすると、それは必ず間違っている」ということだけだった。

このことがあってから、私は、なぜあれではいけなかったのかを解明しようと努めた。両親に、パズルってどうやって作るの？　と質問したら、大きな機械で、全部のピースをがしゃんと一度に押し出すんだよと教えられた。「じゃあ、人間が切りぬくんじゃないの？」「そんなことはしないよ。パズルっていうのは、工場で作るんだ」――こんな説明を聞いたって、先生の要求していたことを理解するには役立たなかった。

結局この件はいったん棚上げして、頭の中の、「どうしても不可解なことをしまっておく棚」にしまい込まれることになった。この棚の中では、いくつもの疑問がそっくりそのまま保存されている。中には、何年もしまわれているものもあるのだが、また機会が巡ってきたときにとり出してみると、やはりまだ鮮明なのだった。私はよく、しまってあった疑問をとり出して、改めて考え直すことがあった。そもそものできごとからかなりの時間がたってから、あれこれ質問してみたりするのである。みんなは私の目的に気づかず、私が思いつきで質問をしているのだろうと思っていた。でも私が人に質問をするのは、たいていは、自分でさんざん考えた後でのことだった。

ときには、何か目の前の状況に付随する「色」がきっかけになって、ずっと前に棚上げにした事件の一つを思い出すこともあった。前の事件にも、同じ「色」がまとわりついていたせいだった。そんなときは、前にわからなかったことを理解するいいチャンスとばかりに、あれこれ質問をするのだった。

さて、保育園で作りかけたパズルは、結局完成しなかった。先生は板を持って行ってしまい、代わりに、ビーズボードというプラスティックのパネルを持って来た。パネルには、軸がたくさんついていて、プラスティックのビーズを突き刺してはめ込むようになっていた。先生は、女の子のやることの方がいいでしょう、と言った。

私は翌日もまた保育園に行った。そのまた翌日も行った。最初のうち私は毎日、もう二度と家には帰れないんだなと考えていた。ある日は無事に迎えに来てもらえたからといって、次の日も迎えに来てもらえるだろうという理解はできなかったのである。

それでも、とうとう私にも、自分は確かに家に帰れるらしい、ここに住むわけではないらしいということがわかった。それでもなお、母が迎えに来るのがいつなのかということまではわからなかった。私の中にある時間感覚では、毎日の滞在時間がほぼ同じだということがつかめなかったのである。だから、すべてが運まかせでしかないように見えた。母が突然現れる。そうすれば家に帰れる。それだけだった。

私には、私が家に帰るときになると、他の子どもたちもそれぞれの家に帰るんだなんて、考えてもみなかった。自分が上着を着て靴をはいているのと同じ時間に、みんなも上着を着て靴をはいていたのに。それを毎日見ていたのに、それでもわからなかった。私が見かける母以外の大人たちが、別の子を迎えに来た親だということも知らなかった。私は、この子どもたちは保育園の付属物だと考えていた。みんなはここに住んでいるのだ、あるいは、この場所にしか存在し得ないのだと思っていた。

私はとにかく事情を理解したくてたまらなかったので、何か、物事のしくみを説明してくれる理論を作ろうとした。一つで何にでも通用する、万能の理論がほしかった。

母が迎えに来るとき、毎回、共通している点が一つあった。母は常に、玄関に現れるのだ。ということは、私が玄関にいなければ母は来ないということだろうか？　きっとそうだ。そうに違いない。

あるいは、母が来たときに私が玄関にいなくて、私の姿が見えなかったら、母は家に帰ってしまうのではないだろうか？

それとも、もしかしたら、家に帰りたいときに、私が玄関に出たら母が現れるのだろうか？

玄関以外の部屋で母を見かけたことは一度もなかったから、私は母の姿を玄関と結びつけた。まるで、母は玄関で空中から湧いてでもくるかのように。

ともかく、すべての物事には論理的な関連があるはずだ。そして、どうやら自分はそれをつかんだらしい。私が玄関にいさえすれば、つまり、母がいつも来る場所にいさえすれば、母は来るはずだ。もしも間違った部屋に入ったら、つまり、母が来たことのない部屋に入ったら、母は来ないに違いない。

私はどこにいようと、監視の目がなくなったのに気づくと、すぐに玄関へ出て行き、床に座った。玄関の方が静かで、居心地もいい。私は座って、少しでも早く連れて帰ってほしいと思っていた。

でも、みんなは私を連れ戻しに来て、他の子と一緒にいなきゃだめでしょうと言う。どうして一人静かにしていることが許されないのか、理由がわからなかった。子どもたちの騒がしさは苦痛だったし、頭から追い出すことができなかった。全員の話していることがいっぺんに聞こえ、全員のしていることがいっぺんに見える。恐ろしいし、すっかり消耗してしまう。

大人の中の一人が、ときどき、机と椅子を玄関に運びだして、そこにいることを許してくれることがあった。この人は、私が一人になりたがっているのに気がついてくれたのだろう。私はビーズボードとビーズを渡され、そこに座って静かにビーズで模様を作った。

私は、かなり複雑な模様を作ることができた。たくさんの人が私の作った模様を見て、すごい、すばらしい、と言うので、私は誇らしかった。でも同時に、作業自体はどちらかといえば退屈だった。

ビーズを色や模様に従ってより分けるのは大好きだが、ほかのこともやってみたかった。白い軸にビーズを通すことだけをくり返すには、二学期は長すぎた。でも、遊ぶことのできない女の子に与える作業は、ただ一つ、ビーズボードしかなかった。

ビーズボードというのは、何かの代用だった。私にもそれは感じられた。この退屈さは、一人で玄関にいさせてもらうために支払うべき代償なのだ。この孤立と静けさは、正当に与えられているわけではなく、仮のものでしかないのだ。

一人でいさせてもらうためには、もう一つ代償を支払わなければならなかった。感謝の念という代償である。保育園に限ったことではない。のちに学校に上がってからも同じだった。少しでも特別扱いをしてもらって、一人で何かをやらせてもらえたかと思うと必ず、これは誰かの厚意のおかげだと念を押され、ありがたく思うよう強いられることになった。

しょうがないわね、一度きりですよ……ずっと通用すると思ってもらっては困る……不公平でしょう、他の子のこともあるのだから……癖になってはいかん……。

もっとも、ごくまれにだが、そんなことを言われずにすむこともあった。純粋に好意から何かを許してくれて、何のお説教もしない人というのも、たまにはいた。でもそんなときは、「どこまで甘やかされた子だろう」という他の大人たちの非難の視線が感じられるような気がした。

毎朝保育園に着くと、私は上着を脱いで廊下の釘にぶら下げた。目についた釘ならどれでも、適当にぶら下げた。それまで、上着はどれか特定の釘にかけるものだなんて話は聞いたことがなかった。家ではそんなことはしなかったし、これまでに行った場所でもそんな決まりはなかった。釘のそばにはかたつむりの絵がついていたが、この絵と自分との間に何らかの関係があろうとは考えられなかった。どの釘を見ても、そばには似たような小さな絵がついていた。

ところが、私が上着をかけると、いつかは必ず誰かが、「先生！　この子、また私の釘を取った！」と大声を出すのだった。私は反論した。だって、自分が何も取ってなんかいないのは、よくわかっていたのだから。物を「とる」というのは盗むことだろう。私は確かにそんなことはしていない。みんなは、こんな当たり前のことを認めないなんて、私は馬鹿だと言う。全くわけがわからなかった。

自分は盗みをしていないという自信はあった。それに、壁につながっている釘を自分の釘とよぶことができるんて、考えられなかった。こんな発想は、私にはあまりにも抽象的すぎた。私にとっては、「私の釘」というからには、ポケットに入れて持ち歩けるものでなければならなかった。こんな、壁にくっついている釘を、どうして自分のものになどできるだろうか？　もしこれが私の釘だというなら、他の人は誰もこの釘を使ってはいけないの？　私がいないときでも？　私はさんざん考えた。そしてだんだん、このかたつむりの絵は自分と何かの関係があるらしい、という考えを受け入れていった。また、何やら得体の知れない理由のために、上着はこの釘にしかかけないことが重要であるらしいという考えも受け入れた。しかし、まだもう一つ問題があった。今度は、かたつむりを探しださなければならないのである。

私の視覚は非常に鋭かったが、色も形も大きさもよく似たものがたくさん並んでいると、みんなくっつき合ってしまい、見分けられなくなることがあった。もしかしたらそれは、絵に描かれていた生き物たちが、私にとっては何の意味も持たなかったせいかもしれない。この絵がかたつむりであることはわかるし、かたつむりが何なのかは知っている。けれども、かたつむりの絵を見ても、私の中では何の連想とも結びつかないのだ。だから私は並んでいる絵の形を見る――どれも似ている。次に大きさを見る――これも似ている。色を見る――やはりみんな似ている。そんなわけで、本当はちゃんと正しくやりたかったのに、私は相変わらず間違った釘に上着をかけ続けることになった。

私には、他の子どもたちがいる理由がわからなかった。この子たちは何のためにいるのだろう？彼らはどうやらお互いのことを知っているらしいというのはわかったが、どうしてそんなことができるのかはわからなかった。私にだけわからないのは、私だけがここに住んでいないからだろうか？

みんなは、私が自分たちとは違うということに気づいていた。子どもというものは、大人よりずっと先に、異分子を嗅ぎ分けるものらしい。私は変な子ということになった。

同じ組の中に、一人だけ、私にも名前がわかるようになった女の子がいた。ピアという子で、この子は私をいじめるのを心から楽しんでいた。ピアがしょっちゅうちょっかいをだしてくるので、彼女の顔はもはや空白ではなくなった。以前は空っぽだった顔が内容を持ちはじめ、すき間はピアという名前で埋めつくされた。

私は簡単にだまされるので、ピアの絶好の餌食だった。ただ私は、いじめる対象としては、結果を予測しにくい相手だった。いじめられたこと自体、いつも気がつくとは限らないし、反応も人とは違っていたからである。

ピアは、私を怯えさせるには、園の物置に閉じ込めるのがいいということに気づいた。物置の電燈のスイッチは部屋の外にあるので、ピアは私を閉じ込めると、外から電燈を消す。私は暗闇の中にとり残される。私の目は暗さに順応することができないので、いつまでたっても、何も見えるようにはならない。目はなくなったも同じだった。自分が物置のどの辺にいたのかもわからなくなる。身体まで失われてしまった。上とか下とかいう概念も、もはや存在しない。どれが自分で、どれが部屋なのか、区別する感覚もない。自分が別の物質に変わってしまったような、たとえば何かの気体になってしまったような、薄まってしまったような感じだった。

ピアは何度も何度も、私をだましては物置に連れ込んだ。私は、一つのできごとと別のできごとを結びつけることを知らないため、過去の経験を役立てて結果を計算することができなかった。ピアが毎日、違った口実を考え出すと、そのたびに、私にとっては新しい経験になってしまうのである。これを見に行こう。あれを見に行こう。いいものをあげる。チューインガムがあるのよ。紙がいるから、ちょっと行ってもらってこようよ。ね、行こうよ！

するとと突然、何がどうなっているのかもわからないうちに、ピアは外にいて、私は一人、暗闇の中で茫然としているのだった。動くこともできなければ、手探りでドアを探すこともできない。ドアがどちらの方向にあるのかもわからない。自分がどこにあるのかもわからない。恐怖以外、何も感じることはできなかった。

ときおり、私がそこにいるのを、誰かに見つけてもらえることもあった。でも、私の恐怖は完全に私の内側だけで起きていることだったから、私が怯えているだなんて、誰も気づきはしなかった。「こんな所で何してるの。さっさと出て、ちゃんと他の子と遊びなさい」と言われるだけだった。

ピアはさらに、物置を脅しにも使った。これをやりなさい。やらないと、物置に閉じ込めるわよ。あれを取ってきなさい。行かないと物置に閉じ込めるわよ……。

私は先生に助けを求めようなどとは考えもしなかった。そんなことをしてはならないと思っていた。それでも、先生が偶然ピアの言葉を耳にして、事情に気づくことになった。

そこで先生方は、私に説明した。「物置になんて行くことないのよ」。でも、これには大した効果はなかった。私には意味がわからなかったのだ。何のことだろう？　「行くことない」って、どういう意味だろう？

「『変なことしたら、先生を呼んでくるわよ』って言ってやりなさい。そう言えばいいの。いい？『変なことしたら、先生を呼んでくるわよ』。言ってごらんなさい」と先生は言う。私は何回か復唱させられ、どうやら、これを言えばいいらしいと納得した。これで、正しい言葉を覚えたんだ。

　ほどなく、ピアと私はまたしても物置の中で向かい合っていた。私よりもドア寄りにいたピアが外に出ようとする。

「変なことしたら、先生を呼んでくるわよ」私は言った。

「そう。どうぞ」ピアが答える。

　何も起こりはしなかった。何もかもいつもと同じだった。ピアが出て行き、ドアが閉まり、電燈が消える。全くわけがわからなかった。教わった通りの言葉を言えば、ピアは私を閉じ込めることができなくなると思っていたのに。何かの作用が働いてピアを止める、呪文のようなものかと思っていたのに。私は、単に台詞を言うだけでなく、実際に何か行動もしなければならないというのがわかっていなかった。私が覚えたのは、教わった台詞を、呪文のようにくり返すことだけだった。こんな言葉には、何の意味もなかった。

6.「いじめられる」って何？

園庭にはジャングルジムがいくつもあった。中に一つ、半球形でてっぺんに穴の開いた、赤と青のジャングルジムがあった。私はこれが大好きで、いつも登りたいと思っていた。

でも、それは無理なことだった。他の子どもたちがたくさんいるため、混乱するし騒がしいしで、登ることに集中できないからである。途中まで登ったところで、にわかに方向感覚もバランス感覚も失ってしまうようなことがあっては、危なくてしかたがない。そんな危険を冒すわけにはいかなかった。私は、身体を動かして何かをしようと思ったら、完全にそのことに集中して、すべてを意識でコントロールしていなければならないのである。

大人はもちろん、こんな事情は知らなかった。一人のときはちゃんと登れたのに、別のときには全く登れない。大人にはその区別がわからなかった。やる気がないのだろう。逆らっているのだろう。面倒なのだろう。一番好意的な解釈でも、恥ずかしいのだろう、と片づけられてしまった。自分自身では、できるときとできないときの違いはどうにかわかってはいたが、それを説明できる語彙はなかった。語彙があったとしても、実際使って話すのは難しかった。

園庭では、私はたいてい、一人でただ立っていた。寒くて、校舎に入りたいと思うことも多かったが、外にいるのは楽だった。二〇人の子どもたちがかもし出す混乱も、戸外ではさほどひどくはなかった。私の何よりの望みは、みんなが外に出ているときに、一人で室内に残ることだったが、そんなことができるなんて考えられなかった。中に誰もいないときに、私だけ入るなんて、許されるはずがない。不公平なことに違いない。みんながうらやましがるかもしれない。

「うらやましがる」。それが何なのか、私にはよくわからなかった。想像さえできなかった。私は、（抽象的な意味で）誰かと同じ立場に立ってみたいと思ったことがなかった。私がほしがるものというのは、他人が持っているものとか、持っていないものなどとは、全く関係がなかった。みんなは、ピアは私のことをうらやましがっているのよと言う。ピアが私の持ちものや作品を壊すのは、私がうらやましいからだと言う。ピアは物置へ行って、私のビーズボードからビーズをむしりとってしまう。そうでなければ、私の作品に自分の名前を書いて、自分が作ったのだと言う。それがみんな、私のことがうらやましいからだというのだ。

私はとうとう、保育園には行くしかないらしいと納得した。ところが、それでもまだ登園を喜ばない。母はそれを見て、きっと退屈だからだろうと解釈した。母はその一年も前から、この子は知能も進んでいるんだし、もう小学校に入れてもいいくらいよと言っていたくらいだから。母の言うことは、部分的には正しかったのかもしれない。私は読み書きもできたし、確かに、保育園でやらされることは――お遊びは――子どもっぽいと思っていたから。

家に帰る途中、母はよく不安げな声で、「今日は誰と遊んだの？」とたずねた。その声から、母は、私が誰かと一緒に遊んだという答えを聞きたがっているんだなとわかった。私は答えたかった。母の言うことに従いたかった。それに、今、答えれば、あとで静かに放っておいてもらえる。これ以上あれこれ質問されずにすむ。

「ピア」私はいつも、そう答えるのだった。

私がこう答えたのは、必然だった。私はピア以外の子どもたちの名前はほとんど知らなかった。それに、ピアは私にたっぷり関心を注いでくれた。いじめることと遊ぶことの区別は、私にはもう一つわかっていなかった。

母は、私が誰かと一緒に遊んでいたと聞いて、安心したのだろう。あるいは、喜んでいたのかもしれない。そして、他の子とただ一緒に遊ぶだけでなく、本当に友だちになれるよう、手を貸してやろうと考えたらしい。母は、ピアの両親に話をつけて、週に一度、母が習い事に行く日の夕方、私をピアの家に預けて一緒に遊ばせるという手はずをととのえた。

私は、この決定について、何一つ知らなかった。もしかしたら、母は前もって説明してくれたのかもしれない。でも私には、ピアの家に行くなどという場面を、画像として思い浮かべることはできなかった。だから、たとえ母の説明を聞いていたとしても、その説明は頭には残らなかっただろう。私の中では、ピアは保育園という場所と結びついていた。まさかピアに両親がいるなんて、ピアに家があるなんて、想像したこともなかった。ピアには家がないのだから、ピアの家に行くなんて言われても、理解できるはずもなかった。

だからある晩、突然ピアの家に置いて行かれたのは、とてつもない衝撃だった。それでなくても私は、新しい場所では恐怖と不安に襲われるというのに、その上にピアまでいるのだ。そしてピアはたちどころに私の恐怖心を嗅ぎつけた。

ピアの家では、犬を飼っていた。私は犬がひどく怖かった。犬は突然すごい声で吠えるし、動きも速いので、猫に比べて反応が予測しにくい。それに、犬に親しんだ経験もなく、慣れる機会もなかった。犬が怖いので、母と一緒に外出しても、向こうから犬が来るのを見ると、反対側に渡ろうと母に頼みこむほどだった。急に吠えられたり、じゃれつかれたりしようものなら、感覚器官がおかしくなって、知覚がすっかり歪んでしまう。犬は本当に象くらいの大きさと解釈されるし、周囲にあったはずの物が残らず溶けて、空中を漂い出すように思えるのだった。

ピアはたちまち、犬と一緒にガレージに閉じ込めて電燈を消せば、私を脅かせることに気づいた。

でも私は、大声を上げることもなかったし、人に言うこともなかった。おかしな話だが、私はどういうわけか、これが正しいことなのに違いないと考えたのである。私が閉じ込められるのは、決まっていることなのかもしれない。だって、ここでも、電燈のスイッチは、外から消せる場所にあるから。私は保育園の物置きとこのガレージ以外に、スイッチだけが部屋の外についている場所を一つも知らなかった。だから私は、スイッチの配置がこうなっている場所では、私は閉じ込められることに決まっているのだろうと本気で信じてしまったのである。

もしかしたら、私が何も言わないので、ピアはますます調子に乗ったのかもしれない。私はとほうもない恐怖を味わっていながら、ほとんど何の反応も示さなかった。私は声一つ立てなかった。麻痺したように、動くこともできなかった。じっとしていなかったら、ほんの少しでも動いたら、恐怖で爆発してしまうだろう。私は凍りついたまま、闇の中で、犬が歩き回る音を聞いていた。

結局、いつかは出してもらえることになるのだが、閉じこめられていた時間がどれくらいなのかはわからなかった。そこは、時間の存在しない世界だったのだ。

ピアは、鍛えられるのはためになることなのよと言った。私はあなたを助けてあげてるのよ。ガレージに入れれば、強くなれるのよ……。

ピアは今や、私を脅迫する絶好の武器を手にすることになった。「言う通りにしなかったら、ガレージに閉じ込めるわよ」と言えばいいのだから。私は何でもした。犬と一緒にあの暗いガレージに閉じ込められるくらいなら、何でもした。家ではあれほど暴れて抵抗する私が、あれほど頑固に拒否する私が、ここでは、断るということさえ思いつかなかった。私はすっかり無力感にとりつかれていた。選択の余地などないと思っていた。

「今から二階へ行って、パパとママに、『今、セックスしてたの?』ってきいておいで」ピアがきつい口調で言った。

「え、何て?」

「二階へ行くの。それから、『今、セックスしてたの?』って言えばいいの」

「それ、どういう意味?」

「意味は説明できないけど、とにかくいいことよ。言ってあげなさい、絶対、二人とも喜ぶから。ほら、早く行きなさい。行う通りにしないと、ガレージに閉じ込めるわよ」

私は二階へ行き、教えられた通りにくり返した。三つの顔――ピアのお母さんの顔、お父さんの顔、お姉さんの顔――がこっちを向いた。私にもはっきりわかる、嫌悪の表情だった。またしても、私がいかに無礼な、しつけの悪い、ひどい子であるか、知られてしまったのだ……。

このころ私は、ぼんやりとではあるが、こんな仮説を持っていた。どうやら、母を始め、私のよく知っている大人たちは、私の身に起きたことを全部知っているようだ。たとえその場にいなくても、私のことは、残らず見えているようだ。そう考えれば、いろいろなことの説明がつく。だって、彼らは、そうでも考えなければ説明のつかないようなことまで知っているではないか。

「ほら、お腹いっぱいになったわね」「お前にはそんなものいらないさ」「あなたは疲れているのよ」「もうお腹が空くなんておかしいわよ」彼らはそう言うではないか。

私には、私がいないときに、大人どうしで情報交換が行われているなんて思いもよらなかった。だから、大人は、自分で見られなかったことも、他の大人に聞いて知ることがあるのだというのがわからなかった。

さらに、大人は未来のことまで知っているらしい。「これで大丈夫だ」「大きくなったら、パーティーに招いてもらえるようになるわよ」「やってみて損はないさ」「楽しいわよ。あなたも好きになるわ」と言っているではないか。

　私は、この仮説はとても論理的だと思っていた。たとえば、顔のない顔についての仮説とも好対照をなし、バランスがとれていると思えた。私の世界に出没する空っぽの顔たち、私がよく知らない人たちは、私とは何の関係もない。私のことも何一つ知ることができない。あちこちへ移動することもできない。この、彼らの動けなさ、知り得なさを説明するためには、私の知っている人々、顔のある人々は、私に見られずにどこへでも移動でき、全てを知りうると考えるのが理にかなっているように思えた。

　ところが、ピアとのことに当てはめて考えると、この仮説はつらい結論につながってしまう。ピアがどんなにひどく私をいじめているか、母がちゃんと知っているのだとしたら……。母はなぜ、私がいじめられると知りながら、毎週毎週ピアの家に置き去りにするのだろう？　きっと何か、わけがあるに違いない。私は関連を見つけようとしたが、どうしてもわからなかった。

　家では、一人遊びに夢中になっているか、家具の後ろや下にもぐりこんでいるとき以外は、姉と遊んでいた。私はケルスティンとしか遊ぶことができなかった。ケルスティンだけは、私の遊びかたをよく知っていたから。一緒に遊ぶときは、姉が進行を考え、私の分まで役目を決め、すべてを空想で作り上げてくれるのだった。

　ところが、姉も少しずつ成長していた。年が進むにつれ、姉の友だちが何人も遊びに来ることが多くなってきた。私は面白くなかった。よその子どもたちがいると、私と姉の違いがきわだつことになる。つまり、姉は他の子どもと遊べるのに、私にはそれができないのだ。

　姉の友だちが家に来ても、私は姉を自分のそばに置いておきたかった。みんなと一緒にいようにも、みんなが何をしているのか、どうせわからない。

だから私はよく、姉が友だちと遊んでいると、邪魔をしにいった。みんなの遊んでいる部屋へ行き、あれこれうるさく言う。姉は迷惑がっていたが、私にはわからなかった。私はとにかく、みんなを追い返したかったのだ。

そうでないときは、一所懸命手伝って、みんなの役に立とうとした。でも、手伝おうとしていることさえ、誰かに気づいてもらえることはめったになかった。私は本当に、本当にみんなの役に立ちたかった。どうすればいいのかがわかりさえすれば、手伝いたかった。でもたいていは、わからなかった。だから、やっぱりすべてはぶち壊しになってしまうのだった。

横着な子ね。ちっとも言うことを聞かない。役立たず。ドジ。おっちょこちょい。ぐず。自分に都合のいいことしか聞こえないのね。すぐすねるんだから。

そうしているうちに、手伝いたいと思う気力さえも出なくなってしまった。がんばっても無意味だわ……。そんなわけで私は、何と思われようと、誤解されるままにまかせることにした。もう、役に立ちたいなんて気持ちはどこかへ消え失せてしまい、何事も信用できはしないと思うようになっていった。

もともと私は、大人たちのことだって、尊敬してはいなかった。大人というのは自分とは無関係なのかと思いこんでいたのだから。そのため、私はときおり、ひどく偉そうな態度をとってしまい、みんなをぎょっとさせてしまうことにもなった。

大人が何をしようと、私は心を動かされなかった。私は大人を重要だと考えていなかった。だから、大人の手ではどうすることもできない子になってしまったのである。

保育園での最後の学期も終わりに近づいたころ、小学校に入るためのテストがあった。私は、当初予定していた学校のテストの日に病気になったので、もう一つ別の学校へ行くことになった。母と私はバスで出かけた。どこへ行くのかはわからなかったが、何か特別の日らしいことはわかった。バスで出かけるというのは、とても特別なことだった。

目的地に着くと、私たちは四角い広場を横切り、珍しい、白くて四角い建物に入った。そこはモダンな郊外の街で、箱のような四角い建物がたくさんあった。こんな建物を見るのはそのときが初めてだった。まるで、月の世界にでも来たようだった。この異様な建物に入ると、女の人が——その顔は空っぽだった——一人、玄関で迎えてくれた。

母が出て行こうとしたので、私は急に怖くなった。私をここに置いて行く気だろうか？　せっかく保育園での経験で、毎日必ず迎えに来てもらえるらしいということを学んだというのに、私はその知識をこの状況に応用することができなかった。保育園からは家に帰れたからといって、この見慣れない場所からも帰れるだろうとは考えることができなかった。保育園で起きたことは、ここでは通用しない。保育園と関連のあることはすべて、私の頭の中では保育園専用の仕切りにしまわれていた。そしてこの仕切りは、保育園でしか開けられることがないのである。

私は抵抗しようとしたが、母はさっさと帰ってしまったので、残るよりほかなかった。案内された部屋には、何と、男の人が一人と、たくさんの子どもたちがいた。男の人が一人と、女の人が一人——これが新しいパパとママなんだろうか？　私はここに住むんだろうか？　でも、この子どもたちは何？　助けて！　こんな所にいたくない……。

最初のうちは恐ろしくて動けなかったが、しばらくたつと、もうあきらめてこの状況に慣れるしかないと考えた。またしても、私の立っているこの世界は変わってしまった。なのに、ほかのみんなはずいぶん落ちついていて、何ごともないように見える。とにかく我慢して、あの顔のない大人たちの言う通りにしなくちゃ……。

理由はわからないが、大人たちは、渡された紙に描いてある絵と同じになるように積み木を並べなさいと言った。そして次に、紙に書かれた文を見て、何という字があるか答えなさいと言われた。でも私は、もう文を読むことができたので、字ではなく、文をまるごと読んだ。二人は、何という字がありますかとくり返し、私はもう一度、文をまるごと読んだ。もう言葉が読めるのに、どうしてアルファベット一個ずつの名前を言わなければいけないのだろう？ 馬鹿馬鹿しいことのように思えた。自分がアルファベットの名前を知っていることくらい、私は自分でちゃんと知っているのに。人が質問している意図がわからないとき、私はいつもこうだった。自分がこうかなと思った答えを、何度でも何度でもくり返すのだ。他人が同じ質問をくり返すときは、別の答えを求められているのだということがわかっていなかったのである。結局、二人は困った顔をしながらも、君は賢いんだねえと言った。

私は必死で考えていた。ここで積み木を出されたのは、この場所が積み木みたいな白くて四角い建物だということと、何か関係があるのだろうか？ 私はいつもの通り、現在起きていることを視覚イメージと結びつけていたのだ。積み木といっしょに渡された紙を見ても、見本の図形は四角で囲まれていた。しかも、実線ではなく、点線の四角だった。これは何を意味するのだろう？ 点線で描かれた四角なんて初めてだ。点線は見たことがあったが、四角は実線の四角しか知らなかった。新種の四角が登場したことも、建物が四角いことと関係があるのだろうか？ 私の頭脳は、とにかく関連を見つけて、状況を理解しようと、できる限りのことをしていた。

こうしていくつかのテストが終わり、部屋を出てみると、廊下の向こうに母が立っている。私はそれを見てすっかり混乱してしまった。母にはもう二度と会えないのだと思って、やっとあきらめがついたばかりなのに。自分はこの四角い箱に引っ越してきたのに。世界が私をからかって遊んでいるように思えた。この四角たちを理解しようと全エネルギーをふりしぼらせておいて、またこの四角い場所をとりあげようというのか?

結局この学校には二度と行かなかった。そして、点線で描かれた四角を次に見たのは、それからずっと後のことだった。

母はよく、あんたのせいでお母さんは気が変になってしまうわと言っていた。ものの食べかた、考えかた——何もかもが母の理解を越えていた。たとえば私は、「自分で食べたいと言っておきながら、いざ出したら食べないんだから」とよく言われた。でも、私には何のことだかわからなかった。

母の質問に「うん」と答えるとき、私は、そう答えたら後々どうなるかまでは理解していなかった。私は質問というものを、実に具体的に扱っていたのだから。たとえば、「……できる?」ときかれて「うん」と答えるとき、私は「うん、できる」と言っているつもりだった。この同じ返答が「わかった。……するよ」という意味にもなりうるだなんて、私には全く異質な発想だった。私が「できる」と言えばそれは「能力がある」ということであり、それ以外の意味が入りこむ余地はなかった。

そんなわけで、「部屋のお片づけできる?」という母の質問に「うん」と答えると、予想外の結果が生じることになる。私は、なぜみんなが不機嫌になるのか、全くわからなかった。どうやら、何か私が実際には知らないことが、「当然わかっているはず」ということになっているらしい。そんな感じだった。

また一方では、相手の喜びそうな返事をしたせいで失敗することもあった。ときおり、相手が何か特定の返事を望んでいることがはっきり読みとれることがある。私は、求められている返答がわかるとはありがたいことだと思い、その通りの返答をする。ところが私は、単に台詞を言うだけで、今ここでこう答えたら、後でそれ相応の結果がついて来るなどとはわかっていなかったのである。

私は〈現在〉の中で行動していた。そして、私にとっての〈現在〉というのは、いくつもに小分けされた仕切りからできていた。それぞれの仕切りは、今も、これから先も、互いに何の関連もなかった。だから、一つの仕切りにしまわれていたはずの「あのとき」が突然とび出して、別の仕切りの「今」に干渉してきたりすると、ひどく混乱することになった。どうしてこんなことが起きたのか理解しようと考えこんで、何時間も何時間も費やしてしまうこともあった。

あるいは、どうせわかりっこないと思えば、完全に無視することもあった。自分の世界から、すっかりしめ出してしまうのだ。私には理解できない。ということは、私に関係があるはずはない。だから、私とは本当に関係がないんだ……。

そんなわけで、叱られても無視している私の態度は、大人の目には、恥知らずで尊大なものに映っていたのかもしれない。でも私の内心は、決して尊大だったわけではない。私はただ、叱っている人を自分の世界からしめ出していただけのことだった。

7. どうして「学校」に行かなくちゃいけないの？

学校。学校に行くようになれば、何もかも良くなるさ。そういった意味の台詞は、それまでに何度も聞かされていた。私はそれを、みんな本当に知っているから言っているんだと思っていた。これまで難しかったこと、苦しかったこと、奇妙で不可解だったことの多くは、きっと自分が学校に行っていないせいだろう。ひとたびその場所へ行きさえすれば、すべては収まるべき場所に収まるのだろう——私はそれを、あたかも自然科学の法則か何かのように考えていた。

だから、学校に行くのは本当に楽しみだった。姉が聞かせてくれる学校の話も面白そうだった。それに私は、〈大きな子〉になって、もっとたくさんのことがわかるようになりたかった。きっとこれで、〈大きな子〉になれるんだろう。たくさんのことがわかるようになるんだろう。

「学校に行けば、お友だちができるよ」とも言われた。とてもはっきり、断定的に言われた。予言のように聞こえた。だから私は、みんなは知っているんだなと思った。

私はまだ、他の子どもたちになどあまり興味はなかったが、理論によれば、私は友だちがほしいらしい。それは何というか、「友だちをほしがるものと決まっている」というような感じだった。私はこれから友だちをほしがり始めるのだろう。みんなは、それを知っているのだろう。

それに、ケルスティンは学校に行っていて、友だちがいる。私はケルスティンのようになりたかった。

ところが、「学校へ行く」という行為は「友だちができる」という結果を生みださなかった。代わりに生みだされた結果は、とてつもない衝撃だった。

保育園で二五人の子どもたちに圧倒されていたのに、今や、二五〇人が私の頭を引っかき回す。二五〇人が、いつ、どこで、どんな声を上げるかわからない。二五〇人分の腕と脚。そして、二五〇人分の身体を、ぶつからないようによけて歩かなければならない。私にとって、人とぶつからないように歩くのは物理的に難しいことだった。まっすぐ歩いて行ってまともにぶつかったり、相手との距離を計算できなくていきなり立ち止まったりすることはよくあった。人にぶつからないためには、いちいち計算して、頭で考えなければならない。みんながいったいどうやってぶつかり合わずに歩き回れるのか、私にはわからなかった。まさか、みんなは頭で考えなくてもいいなんて、自動的に人をよけているなんて、知らなかった。

学校にいる子どもたちは、おびただしい数の空っぽの顔だった。ひらひら動き回っては行ってしまうので、ちゃんと見ようにも視線を据える暇さえなかった。子どもたちどうしの間には、お互いに何らかの関係があるようだった。私は彼らの相互関係を解き明かそうとしたが、実効性のある仮説は一つも立てられなかった。ただ一つはっきりわかったのは、彼らの間の相互関係は、私とは何の関係もないということだけだった。

授業にもがっかりした。他の子どもたちは何だか頭が悪そうに思えた。みんなほとんど何も知らないし、読み書きさえできないのだから。それでも、授業時間は、退屈とはいえ心地よかった。私は教室の後ろの席で、一人で遊んでいた。問題を読み、答えを出すたびに、頭の中で緑と赤の信号機を点滅させて遊ぶのだ。先生の話を聞いて、もう知っていることと、新しいこととを区別するにも、緑と赤の信号を点滅させなければならなかった。学校というのは恐ろしいことでいっぱいだが、少なくとも授業中の教室だけは平穏だった。

私はだんだん、同じクラスの子どもたちの顔と名前がわかるようになっていったが、教室ではわかる同じ子の顔が、運動場に出るともうわからなかった。顔が多すぎて、まざり合ってしまうのだ。顔は溶け、輪郭がぼやけ、一つ一つを別々に区切ることができなくなっていく。どれが誰だか、もうわからない。

休憩時間は一番の苦痛だった。ひゅうっと鋭い音を立てて、どこからともなくボールが飛んでくる。千もの声が一度に聞こえる。走り回り、飛びはねる子どもたち。それは一つながりの、予測不可能な大いなる混沌で、自分の感じたものをより分けようとするのは、ひどい苦痛だった。私はよく、運動場のすみっこに逃げて、校舎の壁にもたれて自分の内側にすべり込んでいった。

当然ながら、学校でもやはり、子どもたちはたちまち異分子のにおいを嗅ぎ分ける。もしかしたら他の子どもたちは、つかみどころのない私の姿に当惑していたのかもしれない。私は、一方では情けない弱虫で、相手にする値打ちもない間抜けにも見えるのに、ときには恐ろしく自信ありげで、大胆で、人目など気にしないように見えることもあったから。間抜けのくせに強気にも見える私は、特別の子どもとして扱われることになった。

私はいじめられていたので、自動的に、仲間はずれ組の一人と見なされることになった。仲間はずれにされているのは、私一人というわけではなかった。そして、同様に仲間はずれにされた子どもたちの間では、自分を見失うことなく堂々としている私はある種の尊敬を集めることになった。私は誰かに十回いじめられても、終われば何事もなかったかのように立ち上がって歩み去ることができた。ある意味で、私はいじめられてもいじめられなかった。ほかのいじめられっ子たちの目には、私はふてぶてしく、たくましく映ったのだろう。私に乱暴をしても、それはある意味では乱暴として成立しなかった。矛盾に聞こえるかもしれないが、確かにそうだったのだ。私を賞賛する子も何人かいた。賞賛されていることは私にもわかった。でも、賞賛されると何かいいことがあるのか、私は知らなかった。

私は服装からしてみんなと違っていた。私には断固とした服装の好みがあり、お気に入りの服があったが、その好みというのは、みんなが追いかけている世の流行とは何の関係もなかった。私の好きな服は、ひどく目立った。無数の小さな鏡が縫いつけられ、刺繍のついたインド産のチュニック。長くてだぶだぶのアラブ風のコート。七〇年代だというのに、いかにも六〇年代風の、大きなファスナーがついた、Aラインの黄色いワンピース。その上私は、ワンピースの下にも長ズボンを重ねばきせずにはいられなかった。

こんな格好をするのが正しいことかどうかなんて、考えもしなかった。私は自分の服がとにかく大好きで、大好きな服を着るというのは私にとって非常に重要なことだった。自分が美しいと思っている服を着てもいいと言われると、幸せだった。

それに私は、ほかの人は違う意見を持っているなんて気づいていなかったし、たとえ気づいていたとしても、どのみち、そんなこと重要だと思わなかっただろう。私は一見、世間の風潮を無視しているように見えたので、みんなから、大胆な子だと思われることになった。でも本当は、世間の風潮などというものが存在すること自体、全く気づいていなかったのである。

私は、うらやましさから人に嫉妬するということもなかったので、賢く、大人っぽく見られることになった。それも目立つ理由の一つだったかもしれない。ほかの子がひどく嫉妬しているようすは、識別できた。ただ、それがどんな感情なのかはちっともわからなかった。何かをひどくほしがることなら私にもあった。でも、誰か別の子の立場に立ちたいという発想ができるような想像力はなかった。誰かがすでに持っているものをほしがるのも不可能だと思ったし、自分がほかの人と入れ替わってしまいたいとも思わなかった。

それにだいたい、私のほしがるものからして、みんなとは違っていた。子ども時代を通じてずっと憧れ続けたものといえば、バグパイプと、仕立て屋さんにあるボディー（人台）、それに顕微鏡だった。おもちゃではなく、本物がほしかった。でも、望み通りのものを与えられることは、めったになかった。何のためにそんなものが要るのか、大人にはわからなかった。そして、大人に目的がわからないなら、それは不要なものなのである。それが大人の世界の規則だった。

運動場には、私よりも大きい男の子がたくさんいた。ある日の休憩時間のこと、そのうち数人が近づいてきて、お前を殴ってやるからなと言った。「一日に一発ずつだ。毎日殴ってやるからな」そう、彼らは言った。

私は、何だか変な規則だなあと思ったが、同意した。学校という場所はどのみち私にはわけのわからないことでいっぱいなのであり、私はただ従わなければならないと知っていたのだから。男の子たちはついて来いと言い、運動場から直接つながっている地階のトイレへと私を連れて行った。そのトイレで私は、毎日、お腹をげんこつで殴られることになった。とはいっても、普通は一日に一発きりだったが。

もしかしたら、私はあまり殴って面白みのある相手ではなかったかもしれない。私は痛覚がとても鈍いので、痛くなかったのだ。それに、たとえ痛かったとしても、私は感じたことを外には表さなかっただろう。感じたことは声や表情で表すものだということを、知らなかったのである。

彼らは私を毎日殴っていたが、ある日突然、誰かが担任の先生に告げ口したらしい。私は面白くなかった。先生は私と何の関係もない人だと思っていたので、失礼な人だと思った。それに、私はこれまでだまされていたらしいということが明らかになり、自分が馬鹿みたいに思えて屈辱的だった。私は、男の子が私を殴るのを忘れたらいけないと思って、ちゃんと自分で見つけに行ったのに。それが正しいと思っていたのに。

結局、先生が話をつけてことを収めることになった。私はそんなことを望んではいなかった。どうしてみんな私を放っておいてくれないんだろう。あのトイレは閉鎖すべきですよ、運動場からの入口もふさいでしまいましょう、と誰かが言いだした。自分が原因でこんな大騒ぎになるだなんて、わけがわからなかった。

男の子たちはその後、トイレの代わりに、校舎の裏で私を殴り続けた。一日に一発。ここなら安全だった。私はとにかく、物事は毎日きっちり同じなのが良いと思っていたのである。

私は話しかたもみんなと違っていた。私の言うことは他の子に必ずしも通じるとは限らなかった。私は難しい単語をたくさん使う。たとえば「休暇はオーランドですごした」とか「これはきわめて複雑だ」とか「承認しますか?」などという言いかたをする。他に自分を表現する方法を知らなかったし、みんなにはなぜわからないのか、見当もつかなかった。単語を覚えるのは簡単だった。何よりも簡単だった。話し言葉という形で、口で表現するのは大変だったが、語彙そのものは簡単に頭に入り、すぐに定着した。私の中にある言語は明快なものだったし、私はどんな状況でも、最も正確な用語を使っていたかった。

言葉を声にして出すという点では問題があったので、三人以上の会話になると、ほとんど何も言うひまがなかった。それに対し、書き言葉となると、文がどんどんあふれ出すのだった。書くことは大好きだったし、スペルもとてもよく知っていた。というよりも、スペルを間違えるのは、逆に不可能だったのだ。私の中には辞書があるようなものだった。どんな単語だろうと、紙に書いてあるのを一度でも見たことがあれば、スペルはそのまま保存されてしまう。それを、必要に応じて、とり出してきて使うのである。

この才能は、学校では歓迎されなかった。スペルのテストで必ず満点を取るので、先生は私がカンニングしているのだと考えた。この先生のものの言いかたは、生徒におもねるような感じで、いやに鼻についた。

「わかるでしょう……先生は怒ってるわけじゃないのよ……学校はそのためにこそあるんだから……」

先生は甘ったるい声で、長々としゃべり続けた。腹が立つかもしれないけどと言い、あなたは本当はいい子なのよと言う。これでは理解できるはずもなかった。叱られる方がましだった。大人の怒りであれば、純粋な怒りであれば、私にだって耐えられたのに。

その先生の生きている世界では、私くらいスペルミスをしないのは絶対に不可能ということになっていた。先生の考えでは、私はミスをするのを恐れて、テストのときに本を見たということになっていた。でも本当は、私はカンニングなど考えたこともなかった。私はルールを重視する。自分にとって最も重要なこととかち合うことでもない限り、ルールには必ず従った。それに、本を見る必要など全くないではないか。どうせスペルは全部知っているのだから。

先生は、間違ったって構わないのよと言った。間違うのは悪いことじゃないの。先生がいったい何を望んでいるのか、私には掴めなかった。でも、先生を喜ばせれば干渉されずにすむと思ったので、私は故意にスペルミスをすることに決めた。さいわい、言語を分析する才能には恵まれていたので、どんなミスがもっとも多そうか、計算した。二重子音の一つを忘れる。長母音と短母音を混同する。chと書くべきところにshと書く。私はミスがなるべく本物らしく見えるよう工夫を凝らし、混入する数も、一回に一個から三個の間で、毎回変えるようにした。これくらいでちょうどいいだろう。そう思ったのだ。

この世界のルールは、実に奇妙だ。人は「本当ではないこと」をしなくてはならないらしい。それでも、先生は喜んだし、私のスペルの成績は、まだクラスで一番だった。だから私は、静かに放っておいてもらうことができた。

学校の中では、授業中の教室が一番安らげる場所ではあったが、それでも、先生の話を聞きとるのは大変だった。すぐ、自分の中の世界へとすべりこんで、授業がお留守になってしまう。そのため、私はあちこちと座席を移らされることになった。あなた、耳が遠いの？　ちゃんと見えてる？　そんなこときかれたって、どうして私にわかるだろうか。とにかく、私は一番後ろに座らされたかと思うと、今度は一番前に移され、まん中に移され、また一番後ろに戻された。でも、どこに座ろうとうまくいかなかった。どの場所にも、それぞれに違った障害物があったのだ。

私としては、後ろが一番好きだった。勉強がわかるという意味でいえばベストというわけではなかったけれども、後ろの方が気楽だったし、後ろに誰もいないというのが良かった。

どっちみち、教室という場所自体、どこであろうと私には合わなかった。私の耳には、先生がぺらぺらしゃべる声が背景となって、その上に雑多な音が重なってくる。紙をめくる乾いた音、椅子のきしむ音、誰かの咳。すべてが聞こえている。音と音とは重なり合い、とけ合ってしまう。私には、この雑多な音を締め出して、先生の声を手前に持ってくることができない。先生の話を聞いていて、これは大事そうだとか面白そうだとか思ったら、聞きのがすまいと思って、音声情報を手動で操作することもある。でも、私の知りたいことはめったに出てこなかった。私はこの世界を理解しなくては困るのに、先生の話は役に立たなかった。

言葉を残らず聞き分けること自体、重労働だった。エヴァの椅子がきしむ。すると、私はその音をどけて、先生の話と混ざらないよう、仕切りの中へ運んでいく。それが済んだと思ったら今度はステファンが咳をする。私は咳の音をどけて、頭の中の仕切りの中、エヴァの椅子の音の隣へ運んでいく。これで、先生の話を聞ける空間が少しは残った。そう思っていたら、ペールが紙をずらし、アンデルスがペンを落とす。もう私には、先生が何を話していたのだったかわからなくなっている。急いでペンの音を片づけて、先生の話に戻ろうとする。しかもその間じゅうずっと、別の仕切りの中では、照明がちらつき、ピキピキと音を立てているのだ！　外を車が通る。早く、あっちの仕切りに入れなくちゃ。

私はずっと、頭の中で壁を支え続け、先生の話と周囲の雑音とが混ざり合わないように頑張った。急な物音がするたび、この壁はいつ倒れてもおかしくない。私は片手でこの壁を支え、もう片方の手で耳の通路を片づけようとする。次々と新しく入ってくる要らない音が、聞くべき話とくっつかないように。そして同時に、ありもしない三本目の手で、聞いた内容を整理し、情報をより分けようとする。これだけのことをこなすには、大変な集中を要求される。それなのに、これがどれほどの努力か、誰にもわからなかった。なまじ、時と場合によってちゃんと聞きとれることもあるばっかりに、大人たちの理論が裏づけられてしまうことになった。大人たちの理論によれば、話が聞きとれないのは、単に怠けているから、やる気がないから、ということになっていた。

「本当にやる気があればできるのに」とみんなは言う。やる気だって？　私の「やる気」は、すでに目一杯使われてしまっている。これ以上、どこを探したって見つかるはずがない。私にはみんなの言わんとするところが見えなかった。みんなが本当に求めているのは、何なのだろう？　私は自力でさばききれる、自分の身が耐えきれるぎりぎりのところで生きているのに。なぜみんなは、次々と重荷を増やし続けるんだろう？

私はどうしても、学校の中で道順を覚えることができなかった。何もかもが同じに見えたし、自分の教室が何階にあるのかさえわからない。だからしょっちゅう迷子になっていた。授業時間に間に合わず、遅れてドアを開けてみたら違う教室で、たくさんの空っぽの顔が一斉にこっちを見る——それは恐ろしい経験だった。ときには、その教室にいた先生が、親切に帰りかたを教えてくれることもあった。でもそれは長くて、何段階もの説明で、私には飲み込めなかった。もちろん、「上」だとか「向かい側」とかいった概念は知っていたが、個々の場面でそれらの概念が意味をもつためには、単語は画像と結びつけなければならなかった。結局、正しい教室にたどり着くまでに、あと三つは間違ったドアを開けてしまうこともあった。遅刻したくないので、私は毎朝、めちゃくちゃに早い時間に登校するようになった。

二年生になると、子どもたちはいろいろな係に任命されるようになった。たとえば、歯医者さんに昼食を届けるという仕事は、八歳児の中から二人を選んでやらせることになっていた。学期ごとに、どのクラスのどの児童に仕事をさせるか決めるため、くじ引きが行なわれた。そして、二年生の春学期、私ともう一人の女の子が二人、歯医者さんの昼食を運ぶ係に選ばれた。まず食堂へ行って、先生の昼食を受けとる。それを、少し離れたところにある大きい方の校舎まで運び、歯科の受付の窓口に置いてくる。それが仕事だった。持って行くと、先生がちょっとしたお駄賃をくれることも多かった。選ばれた私は、言われるままにこの係を引き受けた。言われたことはたいていその通りにやるものだと思っていたし、お駄賃をもらえるのもいいと思った。お金というのはいいもので、持っているといいことがある。私はちゃんと知っていた。

私たちは毎日、昼食を運んだ。ところがある朝、もう一人の女の子が来ていなかった。病気で休んでいるという。それまではずっと、その子といっしょに行っていたのに。先生は、一人でもいいからやりなさいと言う。一人で行けるでしょうというのだ。私は行きかたがわからない。歯科の受付はおろか、食堂にさえ行けないのに。これまで、給食の時間に食堂に行くときは、いつも誰かと一緒だった。

私は、一人だと行きかたがわからないから無理ですと説明しようとした。でも先生は、馬鹿なことを言うんじゃありません、行けないはずがないでしょうと言う。もう百回も行ったでしょう。私はもう一度、本当に行けないのだと説明しようとした。「馬鹿なことを言うんじゃありません」先生はくり返した。

そこで私は別の戦術を考えた。これ以上説明するのはやめにして、黙ってもうじき昼休みという時間まで待った。それから先生の所へ行き、気分が悪い、お腹が痛いと言った。私は家に帰ることができた。本当ではないことを言う。それが解決策だった。大人に伝えなければならないことがあると、私は頭を使い、工夫を凝らして、彼らの世界観と矛盾しないような説明に変換した。そんなわけで、私は学校を卒業するまでの間に何度もお腹を痛くすることになった。つまり、他人が私のことを気の毒に思ってくれることがあるとしたら、それは必ず、私が本当に苦しんでいるのとは別の理由のため——私にとっては、そう決まっていたのである。

8. いじめられっ子になったとき

母は、私が学校に行くようになってから落ちついたと思っているようだった。かんしゃくを起こすことも少なくなったし、儀式行動も減った。でもそれはかなりの部分、疲労困憊のせいだった。学校にすべてのエネルギーを奪われて消耗しきった私には、もはや、恐怖を感じる気力さえ残っていなかったのだ。私はどんどん、何をされようと無頓着になっていった。

とは言っても、少しは、本当に成長したおかげでもあった。私は突然、それまでわかっていなかった概念をいくつも発見したのである。

私は、「向こう側」と「内部」を発見したのだ。

それはまさに大発見だった。歓喜と悲嘆が半々、本当に息をのむような驚きだった。私は七つだった。いや、八つだったかもしれない。季節は春か初夏、暖かい日のことだった。私は庭にいて、草の先で近所の猫をくすぐっていた。着ていたのは縞のワンピースだった。猫のヒギンズは、我が家と隣家の庭を隔てる生け垣の下、ほとんど隣家側に近い所に寝そべっていた。私はヒギンズを抱き上げようと思った。そのためには、枝や葉をかき分けて、生け垣の下に入らなければならなかった。

私は目を上げた。目に入ったのはいつもの生け垣――私は同じ生け垣を、隣家の側から見ていたのだ。

それから私は周囲を見回した。私たちの家は丘のてっぺんにあったから、かなり遠くまで見渡すことができた。ずっと向こうの方に、宮殿のような大きくて美しい家がちらっと見えた。あれは老人ホームだよと誰かに聞いたことがある。そうして家々や木々を見ているうちに、にわかに、光が射してきた。

すべてのものには向こう側があって、何かがあるんだ！

私は同時に、ものには内側もあるということを悟った。そして、これもやはり、すべてのものに当てはまることに気づいた。

すべてのものには、内側があるんだ！


ついに理解したんだという喜びは、途方もなく大きかった。まるで私の内部で、歌となって鳴り響いているようだった。けれども一方では、自分はこれまで、こんなことも知らなかったんだと思うと辛かった。それに、これは他のみんなにとっては自明のことなのだと思うと、傷つくのだった。誰かに話してみたかったが、説明しようにも言葉がなかった。それに、どうせ話しても誰も理解しないだろうということもわかっていた。

なんて苦しいことだろう。自分は、頭で考える力はあっても、その割に、考えたことを説明する力が追いついていないんだ――そんなことまで思い知らされることになってしまった。

そんなわけで、せっかくの決定的な瞬間だというのに、私はひどく物悲しい思いをかみしめることになってしまったのだった。


私は相変わらずいじめられていた。いじめられるのはたいてい、帰宅途中のことだった。子どもたちは私のかばんをとりあげて走り去ったり、大声でどなりつけたりするのだった。はじめは、狙われるのは私だけではなかった。一年生はみんな、上級生にいたずらをされるものと決まっていた。けれども、私だけは他の子と反応のしかたが違うので、いじめて一番面白いのはこいつだということになったらしい。

帽子をとられても、私はそのまま帰ってしまう。帽子など、何を気にすることがあるだろう？　どうせ嫌いなのに。とられたのが通学かばんなら、かばんは必要だから、じっとその場に立ったまま、返してくれるのを待ち続ける。追いかけ回すでもなく、泣きだすでもない。私が騒がないので、みんなはなおさら調子に乗ったのだろう。それでも私はただ待ち続けた。そのうち、みんなは遊び飽きてしまう。

私は、帰り道でいじわるをする少年たちが誰なのか、知らなかった。私には顔が見分けられなかった。みんな空っぽの顔をした男の子で、互いにくっつき合い、まざり合うばかりだった。だから私は、いじわるをしてくるのは、毎回、別の子だと思っていた。

いじめっ子の顔がわからないのは、自分が人の顔を覚えられないせいだなんて知らなかった。だから、こう考えた。あの子たちには一度も会ったことがない。それなのに、どうしてみんながみんな、私をいじめればいいということがわかるのだろう。私はどこか変に見えるのだろうか？　私には何か目立った特徴があるのだろうか？　あの子たちにしかわからない特徴なんだろうか？　きっとそうなんだ。そうでなければ、どうしてみんながみんな、私のかばんだけをとろうとするだろうか。子どもは他にもたくさん歩いているというのに。

ある日の午後、家に帰る途中、私は金髪の男の子に呼び止められた。まだ冬になったばかりの日で、何もかもがうっすらと雪におおわれていた。そこは古い消防署の前の空き地だった。声をかけてきた男の子は私の目の前に立っていた。男の子の回りには、その友だちが何人もいた。

「お前の顔に、雪をすり込んでやる」彼はそう宣言した。

それはまるで、動かしようのないこと、決定事項ででもあるかのような口ぶりだった。その子はまっすぐこっちを見ている。そのような目つきはいったい何を意味するのか、彼のしぐさは何を示しているのか、私には解読できなかった。この子は今、私の顔に雪をすり込むって言ったわよね。

私は感じた通りに、「あっ、そう」と答えた。生意気ぶっていたわけではない。屈伏するという感じでもない。ただ、確認しただけだった。

男の子は私をうつぶせに押し倒し、私の背中に座った。私はただやらせておいた。乱暴を甘んじて受けながらも、私の身体はただ、「あっ、そう」と言っていた。先ほど口に出した言葉と全く同じ、「あっ、そう」と感じていた。男の子がさっき、今からやるぞと言っていた通りのことをされているだけだった。

金髪の男の子は、革の手袋をしていた。彼は両手で雪をかき集めると、それを私の顔に押しつけ、何度か激しくこすりつけた。私はそれが起きるがままに任せ、ただ終わるのを待った。そのうち、男の子が立ち上がり、背中が軽くなった。私も立ち上がった。私は、乱暴されたからといって、さほどこたえてはいなかった。ただ、この世界では変なことばかり起こり続けるのに、自分にはそれがまったく理解できないのが情けなかった。それでも、情けないという思いは、外には表さなかった。

私が顔を上げて男の子の方を見ると、彼の表情が変わるのがわかった。先ほど、押し倒される前に見た表情は解釈できなかったのに、今度のはわかった。恐怖だった。ただ、この子がなぜ怖がっているのかまではわからなかった。

男の子の友人たちは、走ってどこかへ行ってしまった。一人残った男の子は、私をじっと見ていたかと思うと、どもりながら言った。

「い、行けよ！　帰れ！　家に帰れよ」

彼は私のかばんと帽子を拾い、私に手渡した。「ほら！　さっさと帰れよ」

私は下を向いて、自分の全身を見てみた。上着もズボンも汚れて、濡れてはいたが、男の子がこうまで怖がる理由らしきものは見あたらなかった。男の子はとうとう、私を歩き出させようと背中を押すと、反対の方向へ走っていった。わけがわからなかった。

家に着いてみて初めて、顔じゅう縦横に無数の細かい傷がつき、血が出ていることがわかった。男の子がすくい集めた雪には、細かい砂利のかけらが混じっていたのだろう。なのに私は痛覚が鈍いため、感じなかったのだ。頬もあごも、ひっかき傷が網目のように見えた。鼻の頭の皮はほとんどむけてなくなっていた。私は長いこと鏡の前に立って、自分の顔を眺めていた。傷口は何だか面白いやと思った。でも同時に、情けなくもあった。いじめられたからとか、怪我をしたからというわけではない。わけがわからないのが情けないのだ。世界があまりにも予測不可能で、不安定で、脈絡がないから情けないのだ。

私にとっては、自分の感じたことを外に表すことは、頭で決めて意識的に行なう行為だった。ちょうど、自分の内側から、感情や感覚を「手動で」とり出して、それを何か、表に掲げられるような形式に変換するような感じだった。どうして人間はそんなことをすることになっているのか、それさえもよくわかっていなかった。私の感覚や感情は、ひとりでに外に出ることがなかった。それに、感じたことを捕まえて、それをブラインドでも下ろすように自分の前にぶら下げて、他人に見せるメッセージを書きこもうとしても、そんなエネルギーが残っていることなんて、めったになかった。私の感覚や感情が他人にわかるかわからないかが重要なことだとは、少しも知らなかった。

ただ、殴られたり顔をこすられたりして泣きださなかったのは、必ずしも、惨めな気持ちを表に出さなかったためではない。私は、後になるまで惨めな気持ちが湧いてこないことがとても多かったのである。実際にいじめられているそのときは、ひたすら、これは何なのだろう、こういうことはなぜ起きるのだろう、と考えることで手いっぱいなのだった。

感覚が人と違っていたのは、痛覚だけではない。私はシャワーを浴びることができなかった。水滴が皮膚を伝う感触に耐えられないからである。水滴は痛い。水滴には細かな鋭いとげがいくつもあって、皮膚につき刺さる。身体のどこを洗うにも、浴槽のお湯の中で洗うことしかできなかった。

身体を洗うのは嫌いだったが、風呂につかるのは好きだった。私は水が大好きなのだ。水中は私の居場所という気がする。水中の方がくつろげるし、陸上にいるときほど自分を不器用だと感じない。

八歳のときから、私は櫛やブラシに過敏になり、髪をとかしてもらうのを拒否するようになった。本当に突然、髪をひっぱられる痛みに耐えられないようになったのである。それは、頭の表面から首筋にかけて、人工の火が燃えているような感じだった。まるで、髪の毛そのものに痛覚があるように思えた。この同じ痛みは、耳の中にも感じられた。だから、髪をとかすと言われると、私はにべもなくはねつけた。母にはどうすることもできなかった。脅しもごほうびも私には通用しなかった。

ただ、洗うことだけは拒否できなかった。洗った髪は乾くともつれて固まり、そのままになった。どうやら、髪というのはある程度もつれると、ある段階で安定して、それ以上ひどくはならないらしい。もつれかたにも限度というものが定まっているのだろうか。

私を説得するなんて誰にもできなかった。私は逃げ、わめき、咬みつき、ひっかいた。何でもやるつもりだった。大人がどんなに決心を固めたつもりでいようと、決心の固さでは私の方が絶対に上だった。そこまで激しく拒絶したのは、恐怖のせいだったのだが、大人は知らなかった。こんなに汚くなってるのに、どうしてこうも頑固なんだろうと首をかしげるばかりだった。「いくらなんでも、ちょっと引っぱられるくらい、平気でしょう。かわいくなりたかったら、少しは我慢しなきゃ」と母は言うのだった。

でも、私の中には「いや」以外の答えはなかった。他の人たちの場合は、何かを拒否するときでも、たいていはどこかに多少の「まあね」とか「場合によっては」をしのばせているものらしい。でも私の中からは、「いや」しか出てこなかった。私と拒絶があるだけ。絶対に譲る気はなかった。

私は感じていた――私のふるまいのせいで、母は自分自身を母親失格だと感じているらしい。ただ、そこまでは感じられたものの、それがなぜなのか、どういう関係でそうなるのか、それはわからなかった。自分は母親失格だという母の思いは、毒を含んでいて、黄色っぽかった。母のこの黄色に加え、私はしじゅうみんなの期待を裏切り続けてばかりいると思うと、私の胃の中には〈良心のとがめ〉をしまっておく小部屋ができてしまった。

その上、母の発するメッセージは、曖昧だった。二通りの意味に解釈できることがあって、すべてがなおさら難しくなってしまった。母は、一方では私に言うことをきかせよう、私と意思疎通しようとしていて、それができないがために自分は失格だと感じていた。でもその一方で、母の意識には何か紫色に光るものが混じっていた。私がなついてくれないのが不満なのだ。追いつめられた母は、何とか少しでも愛情を示そうと、甘やかしてご機嫌をとったり、平手打ちを食らわせたりすることをくり返した。でも私は、甘やかされても殴られても、自分はここでどう反応すればよいのかを読みとることができなかった。だから、良心のとがめはふくれ上がっていくしかなかった。

二年生のとき、リコーダーのレッスンが始まることになった。私はリコーダーを習いたかった。楽器の演奏については何一つ知らなかったが、音楽は好きだった。アコーディオンの出てくる曲、バグパイプの曲、それに映画「その男ゾルバ」のサウンドトラックなどは大のお気に入りだった。ケルスティンはクラリネットをやっていたし、二年生のときからはフルートも習っていた。だから、ケルスティンのリコーダーは、私がお下がりとしてもらえることになった。

地元の音楽スクールは九月に始まることになっており、レッスンは私たちの学校で行なわれることになっていた。私は、午後も学校に残れるのが楽しみだった。それに、リコーダーの入った茶色の袋を一日じゅう大切に管理するのは、重要かつ良いことのように思えたし、袋を持ち歩くのも好きだった。

音楽の先生は、痩せて背の低い男の人で、眼鏡をかけていたので、私は面食らってしまった。この世界の原理を少しでも理解しようとして、私は「眼鏡についての理論」というものをこしらえていたのだ。この「眼鏡についての理論」によると、眼鏡をかけた成人は必ず、背が高くて痩せているか、背が低くて太っているかのどちらかということになっていた。背が低くて痩せているなんて、この理論に合わないではないか。

この理論は、父とその同僚を観察した結果から導き出したものだった。私はこのときまで、背が低くて痩せていて、しかも眼鏡をかけている人を一人も見たことがなかった。道路や商店でたくさん見かける、空っぽの顔たちの外見は気にしなかったから、彼らはこの理論とは関係がなかった。

私は音楽の先生が怖くなってしまった。過去の経験と一致しない、新しい種類の人間だ。自分の理論に合わない、新しい種類の人間は、危険かもしれない。とにかく何であれ、見慣れないものは危険な気がして、私は落ちつかなくなってしまうのだ。

私は姉のリコーダーケースを手に、音楽というものの謎が解き明かされるのを楽しみに待っていた。私たちはまず、リコーダーをケースから出して、専用のブラシで掃除することを習わなければならなかった。

小さな練習帳が配られ、私たちはその練習帳に何やらくねくねした記号を書き写すように言われた。

私は、やれと言われたことは何でもやったし、くねくねした記号もなるべくうまく書こうとした。でも、先生がいったい何の話をしているのか、私にはさっぱりわからなかった。それどころか、自分がわかっていないということさえわかっていなかった。この記号の仕組みは、どうやら、私が文字を覚えたときに発見した仕組みと同じようなものらしい。私はそう考えた。まず記号を見て、それからリコーダーを吹いて、紙の上に書いてある通りの音を出すのだから。

私が吹いても、それはちっとも紙に書いてある通りの音にはなっていなかった。でも私は、そんなことに気づかず、構わずにピーピー吹き続けた。先生は私に何か言ったが、わからなかった。変だな、気分でも悪いんだろうか。もう少しで怒りだしそうな感じだ、と思った。先生は「だいたい君は本当に覚える気があるのか?」とたずねた。変なことをきく人だなあと思った。もちろん私は覚える気があったから。本当に、どうしようもないほど、吹けるようになりたかったのだから。

でもある日の夕方、母が迎えにくると、先生は母に、すみませんがちょっと残っていただけませんかと言った。

「お手上げです……こんな子は面倒見きれません」

先生の声は聞こえていたが、意味はよくわからなかった。もう練習には行けないのよと母は説明してくれたが、理由がわからなかった。結局この件は、頭の中の「失敗」という仕切りの中へしまわれることになった。この仕切りのふたは閉じられるということがなかった。閉じたってどうせ、しじゅう開けていなければならないのだから。

ケルスティンは、もう習いに行かないんだからリコーダーは返してと言う。でも私は、これはもう自分のものだと思っていた。吹くことはできないけれど、付属の専用ブラシで内部を掃除するのは好きだったし、実際、しょっちゅう掃除をしていた。こんな大きなブラシが、こんな小さな穴に入っていくところを見るのはすてきだった。

私は、曲面を求めるのと同様に、「互いにきっちりはまるもの」を求めることがあった。何かが別の何かの内部にきっちりと収まるのを見ると、心が落ちつくのだ。中途半端なすき間があいているというのはいやだった。どの方向も同じように、きっちり密着していてほしかった。

自分自身が何かの間にはさまったり、下にもぐりこんだりするのも、同じ感覚のせいだった。少しでもすき間があるなら、全方向がゆったりと広くなくてはならない。何もない空間が十分に広がっているか、すき間なくきっちりとはさまっているか、どちらかでなければならなかった。

全身がすっぽりと、きつく締めつけられるのは好きだった。寝るときは、父に頼んで敷ぶとんを二つ折りにしてもらい、その間にはさまって、敷ぶとんごと外からシーツで巻いてもらうというのが理想だった。でも、大人は、そうそういつでもこれをやる気になってくれるとは限らないし、そんな時間があるとも限らない。大人たちはいつも、あれこれと口論するのに忙しそうだった。

でも私には、敷ぶとんにはさまらなくても確実に眠れる方法がちゃんとあった。枕の上で、頭を小刻みに左右に転がしてみるのである。こうしなければ私は眠れなかった。昼の間に外界を締め出して自分の内部にすべり込んでいくときは、目覚めた意識のスイッチだけは切るけれども、眠ってしまうわけではない。ということは、目覚めた意識だけ切ったからといって、自動的に眠れるというわけにはいかないのだ。だからこの〈もう目覚めてはいないが、まだ眠ってもいない〉中間状態を通りぬけて本格的に眠りに入るためには、もう一つ別の操作をあみ出さねばならなかったのである。頭を左右に転がすというこの方法はよく効いた。ときには、かなり長時間にわたって、激しく転がし続けなければならないこともあったが、それはやはり、よく効く方法だった。

9. お医者さんごっこ

私たちの近所に、ベリットおばさんという人が住んでいた。ベリットおばさんには女の子が二人いたが、そのうちの一人、カミラは私より一つ年下だったので、私とちょうどいい遊び仲間になるだろうと思われていた。私の両親とベリットさん夫婦はさほど仲が良かったわけでもないのだが、一応知り合いではあったし、互いに子どもを預けっこできる相手がいるのは便利だと思っていた。

私が三歳のとき、カミラはしばらく私の家に預けられていたことがあった。当時私は、カミラがうちの家族なのかどうか判断がつかなかった。もしかしたらこの子は、新しい妹なんだろうか？　そう思ったのだ。カミラはよく門扉にしがみついて、母親を求めて泣き叫んでいた。その姿は奇異に見えたし、理由も不可解だった。私は母を恋しがって叫んだことなどない。どうしてそんな必要があるだろうか？

そんな私もやがて、カミラがうちの家族ではないことを知った。泣き虫だし、つまらない子だ。私はカミラのことをそう思った。すぐ泣くから面倒だけど、ベリットおばさんの家に行ったら、我慢しなければいけないんだ。そう思っていた。

私は週に何度か、母が留守になる日は、学校が終わるとベリットおばさんの所へ行って、そこで何か食べさせてもらう約束になっていた。カミラと一緒にいてもつまらなかったが、それはまだ我慢できた。我慢ならなかったのは、ベリットおばさんだった。ベリットおばさんは、「長くつしたのピッピ」に登場するいばり屋のおばさん、プルッセルースカさんからユーモアを取り除いたような人だった。

おばさんはよく私のことを、「聞き分けがない」と言っていた。私はこの台詞を何度も何度も反芻してみたが、意味がわからなかった。聞き分けって何だろう？　私にはいったい何がないんだろう？　そこで質問してみると、「偉そうな口をきくんじゃありません」と叱られてしまった。

私はおばさんが嫌いだった。そして、向こうにも伝わっていただろうが、尊敬してもいなかった。ところが、おばさんの方では、私のことを好きなつもりでいた。あるいは、少なくとも、心配してくれているつもりらしかった。そしてどうやら、私をきちんとしつけるのを自分の使命と心得ているように思われた。ベリットおばさんの考えでは、自分流の子育て哲学に従って私をしつけるのは自分の善意なのだから、私は感謝するのが当然ということになっているらしかった。

おばさんは私のことなど、好きではない。私にもそれくらいわかった。でも、私なんか嫌いなくせに、なぜ放っておいてくれないんだろう？　なぜ本当とは反対のことを言うのだろう？　「あなたのためなのよ……おばさんはあなたが好きだからよ……善かれと思ってやってるのに……」おばさんは口ではそう言う。でも、実際に受ける印象は違った。おばさんは私のことを、薄情者で、横着で、しつけの悪い小娘だと思っているはずだ。私にもそれははっきり感じられた。

そのころ、母は病院でヴァリウム（精神安定剤）を処方されていた。そして、使用量と比例するように分別を失っていき、今ではときおり、何が適切な行動なのかを判断できない状態になることがあった。

私が八歳半で、カミラが七歳になろうとしていたとき。私はカミラのパーティーに招かれていた。私がパーティーに招かれるなど、めったにないことだった。出かける前、母は娘を少しでもきれいに見せようと、私の唇に口紅を塗った。

私には、パーティーとはきれいにして行くものだという知識さえなかった。それは母の発想でしかなかった。それに第一、私はただの一度も、宝石やら化粧やらドレスやらハイヒールなどといった女らしいものに憧れたことがなかった。アクセサリーにはがまんがならないのは言うまでもなく。

姉が母のウェディングドレスを試着している傍らで祖母のワンピースを着てみることもあったが、それだって自分で考えたことではなかった。お姫様みたいになりたいという憧れもなければ動機もなかった。ただ、何でもいいから姉がやりたがっているであろうことをやりたいというだけで、意味もわかっていなかった。

わかっていたのは、姉の気持ちの色だけだった。姉の中には、何か淡い青色のものが見えた。姉は華やかな装いをしてみたいのだ、レースのついた大人の服を着てみたいのだ、というのはわかった。でもそれがどういうことなのかはわからなかった。大人になることに何の意味があるのかわからなかった。両親みたいな人間になってどうしようというのか、気がしれなかった。

そんな私だったが、口紅を塗られるのは拒否しなかった。パーティーのことは、母の方が私よりよく知っているだろうと思えたからだった。でも実際は違った。母はもう、子どもをパーティーに行かせるにはどんな格好がふさわしいのか、少しもわからなくなっていたのだ。

私がパーティーに着くとすぐ、ベリットおばさんは、顔を洗って、口紅を落としておいでと言った。私は従わなかった。口紅をつけていたかったからではなく、自分のことなのにおばさんが勝手に決めるのが気に入らなかったからだった。

ケーキを食べ終わって、子どもどうしで遊ぶ時間になると、私は休みたくなって自分の中へ逃げ込んだ。他に招かれていたのは、知らない子ばかりだった。みんなカミラの友だちで、私より幼かった。やがて子どもたちは、カミラの部屋でお医者さんごっこを始め、お互いの性器を調べだした。そんな遊びは面白くなさそうだった。だいたい、集団遊びと名のつくものは何でも面白くないのだから。だから私は、みんなと離れてテーブルの下に座りこんだ。

そのテーブルには、床までとどくテーブルクロスがかかっていて、クロスをめくると中は小さな小屋のようになっていた。というより、テーブルそのものが小屋に見たてたデザインに作られていて、クロスは壁ということになっており、ビニールの窓がいくつかついていた。そこは私のお気に入りの場所だった。そのうち、カミラの妹も入ってきて、私と一緒に座った。この子はまだ三つなので、お医者さんごっこなんてわからなくて、つまらなかったのだろう。カミラの妹はお人形で遊び始め、私はただ座って自分の中にひたっていた。

突然、部屋の中が騒がしくなった。何人もの叫び声。激しい物音。私たち二人は小屋から這い出した。ベリットおばさんが部屋の入り口に立っている。興奮して、顔が真っ赤だった。おばさんのこんなようすは見たことがなかった。

おばさんは大股でこちらへ歩いてくると、私の耳をつかんで階下へと引きずっていった。私はただショックで、何もわからなかった。

「全く何ていう子だろう！　そんな顔して！　いやらしい！」

おばさんは片手でしっかりと私の襟首を掴み、もう片方の手で私の口を激しくこすり、顔じゅうに口紅をなすりつけた。何て恐ろしい子なの！　うちの子をそそのかしてあんな遊びを教え込むなんて。他の子のお家の人にも、何て言えばいいかわかってるんでしょうね！　私にはまだ事情がのみこめなかった。大人がこんな態度をとるようすは、それまで見たことがなかった。状況が掴めないのと、あまりのショックとで、私はただ、されるがままになっていた。

おばさんは、私の首筋を掴んだままで他の子どもたちの家に次々と電話をした。子どもたちの家族が迎えにくると、おばさんは私の口から大人たち一人一人に謝罪させようとした。でも私は従わなかった。もうこうなってしまうと、どう見ても助かる道などないことははっきりしていた。私は全世界を閉め出して、自分の中にすべり込んだ。そして、一言も口をきかずに、子どもを迎えに来た心配顔の大人たちを無視していた。その間ずっとベリットおばさんは、この子は本当に恐ろしい子なんですよ、腐りきった子なんですよ、と言い続けていた。

とうとう私も家に帰れることになったが、同時に、今日のことはお父さんとお母さんにも話しますからね、帰ったらきつく叱られるでしょうよ、と脅しもかけられた。ところが驚いたことに、迎えに来た両親は何の反応もしなかったので、ただでさえわからなかった今日のできごとが、ますます不可解になってしまった。「ああそう。ふうん。じゃあ帰ろうか」——それだけだった。ベリットおばさんも変な顔をしていた。私は、おばさんの予言が外れたことを、喜ぶべきなのか悲しむべきなのかわからなかった。ただ、混乱して、みじめなだけだった。

私は二つのことを頭に刻み込んだ。この日のことを理解するには、この二つが何らかの鍵となるに違いないと思えたのだ。一つは、「私がどんな人間であるかは、他人には、私の外見からわかるらしい」ということ。そしてもう一つは、「腐りきった子」という言葉だった。

私が変なのは、私が「腐っている」ことと何か関係があるのだろうか？　私のどこが腐っているのだろうか？　それとも、どこかが腐って、もうなくなってしまったのだろうか？　いつ腐ってしまったのだろうか？　私が小さいときのことだろうか？

みんなにはわかってしまう印って、何なのだろう？　自分で鏡を見てもわからないのに。でも絶対に何かあるはずだ。だっておばさんはそう言ったもの。それに、学校からの帰り道にかばんをとり上げられるのは私だけだってこととぴったり合うではないか。とるのは私のかばんだっていうことを、全員がちゃんと知っているのは、そのせいかもしれない。きっと私の外見でわかるんだ。でも、いったい何だろう?

ずっと後になって―それも、大人になってたくさんのベリットおばさんと出会ってみて、私はやっとのことで、あの日のできごとが何だったのか、少しはわかるようになった。そして、それがわかって初めて、なぜ自分がああもやすやすとあの種の人々の餌食になったのかが理解できた。私は、怒りと愉しみがない交ぜになった感情、他人を苦しめてでも得をしたいという欲望を読みとることができなかったのだ。私自身は、そんな感情、そんな欲望を感じたことがない。だから、相手の表情に表れたものが何であるか、解釈できなかったのである。

他の人たちは、たとえ自分ではそんなことをしないにせよ、他人の悪意というものが理解はできるし、気がつくこともできるらしい。そして、悪意のある人には用心しなくてはならないということも知っているらしい。でも私にはそれが欠けていた。だいたい、他人と接した経験があまりにも少なかった。人間の心には、他人に嫉妬するとか、他人が不幸になることを願うとか、そんな状態があるんだということを知る機会すらなかった。

他の人たちは、何かを断られたり、人に拒絶されたときに、それを自分個人に向けられた悪感情の表れかと誤解することがあるようだ。でも私にはそんな経験もない。体面とか威信とかいう感覚もないから、顔をつぶされたと思うこともない。挑発に乗って腹を立てた経験もない。挑発されるという感覚の存在自体を知らなかったから、故意に他人を挑発するなんて、なおさら不可能だった。

もちろん私にだって、悲哀とか、歓喜とかいった基本的な感情はある。でもそれを自分の中からとり出して、他人に貼りつけるということはない。そんなわけで私には、他人の表情に表れる複雑な感情が理解できないのだった。

計算ずくの悪意に対しては、私は無防備だった。そんなものは理解できなかったからである。

父のいたずらなら私も経験していたが、計算ずくの悪意を理解する役には立たなかった。確かに父は悪意もあったし、凶暴でもあった。身の危険を感じるほど残酷だった。でも、父の残酷さというのは、もっと単純で幼稚な悪ふざけだった。人を操ったり、だましたりすることもあったが、それよりは、どちらかといえば冷淡で、愚かなところのある人だった。ベリットおばさんのような当てつけがましさや辛辣さはなかった。だから私は、おばさんのような人にはどう接したらいいのか、まだ知らなかった。大義名分さえあれば他人を辱めてもいいと思っている人、本当は敵なのに、友人づらをする人から身を守るにはどうしたらいいのか、知らなかった。ピアとベリットおばさんが最初の経験だった。そして、まさか自分が彼女たちの餌食にされているとは、当時の私は思ってもみなかったのである。


ジュニアスクール（小学校低学年）の間は、勉強は楽だった。授業で習うのはほとんど、すでに知っていることばかりだった。おかげで私は実際以上に賢く見られ、本当は苦手な点も、なかなか人目にはつかなくなった。それにケルスティンが以前、同じ学校で優等生だったので、妹の私も、きっと賢いのだろうと思われていた。

最大の例外は体育だった。何から何まで怖かったからである。人とぶつかり合うのも怖かったし、ボールが飛んでくるのも怖かった。自分の身体は信用できないし、五感も信用できないとあれば、死ぬほど怖がるのも実に論理的なことだと思うのだが、それを理解できる人は一人もいなかった。

ある年のこと、私たちはマット運動を習ったのだが、前転ができない生徒は私一人だった。四つん這いになって頭を両手の間に入れると、それだけでもう、空間の感覚も、方向の感覚も、身体の感覚も、すべてがいきなり消えてしまう。私はおなじみの手段に訴えた——ただ、拒否したのだ。ところが、学校では家でほど簡単にはいかなかった。たくさんの空っぽの顔たちを相手にして勝つのは難しかった。もちろん、みんなの反応を予測できないのは家のときと同じだったが。

結局、前転は家で練習してきなさいということになり、私は、両親のダブルベッドの端っこに座り込んで、練習を始めようとした。まずは勇気をふるい起こして、頭を下げて床につけ、上下逆さまになった世界に耐えるのだ……。私は四つん這いの姿勢から、何度か頭を下げたが、それだけでひどいめまいに襲われてしまった。マットを蹴って転がるどころではなかった。前転なんて、これだけの苦痛に耐える価値があるものだろうか？　前転ができたとして、何の役に立つのだろう？

とうとう思い切って転がることができたものの、それはまさに身の毛もよだつ経験だった。まっすぐ、真空の宇宙空間へと放り出され、私の感覚器官は、動きについていくことができなかった。とにかく、言葉で表すことなどできない辛さだった。誰かが部屋全体を持ち上げ、逆さにして揺すったような感じだった。

もう二度とやらない。何をされようと、絶対にやらない。誰に強制されようが、譲るものか。これで、きっぱりとはねつける決心がついた。パニックのおかげで生まれた勇気だった。

体育となると、私は全くの落ちこぼれだった。肋木には登れない。あっという間に目まいに襲われるのだ。球技のルールはさっぱり把握できない。ボールの飛んでくるスピードも計算できないから、受け取ることもできない。体育なんて苦痛以外の何物でもないのに、どうして毎年毎年やらされるのだろう？　それ以前に、学校というもの自体、いったい何なのか、何のためにあるのか、わかっていなかった。まるで、私のために設計された、特別あつらえの拷問装置か何かのように思える。絶え間ない困惑と、大勢の子どもたちに囲まれているのとで、持てる症状のすべてが何倍にも悪化してしまった。誰かに「学校って何するところ？」ときかれても、答えられなかっただろう。私は知らなかったのだ。

三年生になると、木工の授業が始まった。時は七〇年代、ニューエイジの時代だった。女の子にも木工を、男の子にも裁縫をやらせようというわけで、クラスが二つに分けられ、生徒の半分は木工から、残りの半分は裁縫から先に始めることになった。私は木工のグループに入れられた。

そのころには私も、学校という場所では、自分の好きなものを作ることは奨励されないらしいと気づき始め、やる気を失っていた。私は手順を言葉で説明されても把握できないので、木工の授業は悲惨だった。木工の先生は何度も説明をくり返してくれたが、私にはやはりわからない。意味もない三次元の物体を作るなんて、細部志向の、しかも二次元的な私の視覚認知とは相容れない。私はすっかりあきらめてしまって、ただワークベンチにもたれているか、窓の外を眺めていた。最初のうちは、それでも大丈夫だった。先生が放っておいてくれればいいなと思いながら、授業が終わるまでおとなしくしていればそれですんだのだから。何もしないで時間をすごすのは平気だった。

ところがそのうちに、私たちは大きな旋盤と帯鋸を使うことになった。木工を始めるまでも、学校では低くこもった音、ものがきしむ高音、人の大声、そんな音が私の邪魔をした。私には、その一つ一つが残らず聞こえ、頭から追い出すことができなかった。降り積もった音は厚手のカーペットのように定着してしまうのである。なのに今や、工作機械までが私の生活に割り込んできた。その爆音が響くたび、世界は私の足の下から引っこ抜かれてしまう。私は機械が動き出すたびに両手で耳をふさぐのだが、それは毎回といっていいほど遅すぎた。身体の内部が痛みだし、上下左右の感覚も、自分が存在するという感覚も完全に失われてしまう。

先生が帯鋸の使いかたを教えようとすると、私は後ずさりして、そのまま校庭まで走って逃げた。

きわめて健全な本能ではないか？　自己保存の本能だ。ひとたび機械が動き出せば、自分の身体の各部位がどこにあるかを感じられなくなると知っていながら、誰が好きこのんで鋸の刃の近くに手など置くだろうか？　しかし周囲のみんなの目から見れば、そんな論理など存在しないのだ。私はまたしても何の理由もないのに騒いでいるのだ。

だけど、こんな音に耐えるのが毎週のことだなんて、これでは絶対に続かない。やっていけない。よほどせっぱ詰まっていたのだろう、私は木工のある水曜日になると、必ず病気になるようになった。もうどうしようもないと思うと、パニックのために本当に体温が上がり、学校に行かずにすんだ。でも、休んでいるのが水曜ばかりだということはすぐに見破られてしまったので、私はもっと原始的な方法に切り替えた。木工の授業には絶対に出ないと言い張ったのである。私の意志は岩のように固かった。妥協の余地は一切ない。

そこで、母と担任の先生、それに木工の先生が集まって話し合うことになった。私が機械を使うのを「怖がっている」のをどうしようかというのである。苦痛の原因が音だなんて誰にも想像できなかった。使うのが自分であろうと他人であろうと、機械が動いてさえいれば耐えられないなんて、誰も知らなかった。

「もし、鋸を使わなくてもいいってことにしたら、授業に出る？」

「出ません」

「じゃあもし、」

「出ません」

「授業なんだから、出ないとだめでしょう！」

「出ません」

母は、私が拒否する理由こそ知らなかったものの、私が必死だということはわかってくれて、学校の上層部にかけあってくれた。結局、木工は免除されることになった。それからもずっと、木工はやらずにすむというのだ。これで、数ある苦痛のうち、少なくとも一つからは逃れることができた。明るくて、静かで、きちんとした家庭科室にいられるようになったのは救いだった。

「どうしてこんなところにいるの?」

「なんであの子だけ?」

「そんなの不公平よ!」

　こういった声は至る所から聞こえてきたが、私はただ無視していた。そりゃあ確かに不公平だろう。それに、それぞれに何かの理由があって、木工をやめたがっている子だってもちろんいるだろう。それでも私は満足だった。

　確かに、手順を言葉で説明されても理解できないのは相変わらずなので、裁縫も悲惨には違いなかった。私の作ったヘビのぬいぐるみは、縫い目よりも穴の方が多かった。それでも、針と糸を扱うのは好きだった。私の鋭い視覚は細かくて難しい作業に向いていたし、静かな環境で、十分な時間が与えられさえすれば、手先を正確に使うのは易しいことだった。


　あれは三年生のときの、いつのことだっただろうか。ある時期から、自分はみんなとは違うのだという自覚が大きくなりはじめた。向こう側と内側の発見が契機となって、私は自分自身のことを、よりはっきり周囲と比較して考えるようになっていったのだった。他の人たちには簡単そうなことが、なぜ私にはこんなに難しいのだろう?　もしかして、私は「おくれのある子」というやつなんだろうか?　でも、おくれているなら、自分で気がつくんじゃないか?　それとも、みんなが教えてくれなかったのだろうか？　私のどこがおかしいんだろう？　どうして私は、本物の人間になれないんだろう？

どうせ何をやったって無意味なんだ――そんな感覚に沈んでいった私は、食べることで気をまぎらわせるようになり、次第に肥満していった。これで、少なくとも一つは、外から見てもわかりやすいいじめの口実ができることになった。でぶ。辛いことではあったし、太っているのはいやだったが、それでも、自分でわからない理由でいじめられるのに比べれば、少しはましだった。

同時に私は、これまでの自分がいかにだまされやすい子だったかということに気がついた。だからといって、自分を憐れむ気分にはならなかったが。あれだけのいじめを、何も疑わずに、進んで、納得して受け入れていたなんて、自分はよほど単純で、間抜けだったのに違いない。そう思った。でも今はわかる。まだうっすらとだったし、問題の全容が見えていたわけでもないが、自分には、他人の意図というものが本当に理解できないのだということに気づいたのである。自分は、他人の顔つきや身体の動きを読みとることができない。ふざけているのか、親切なのか、仲間なのか、敵なのか、外見では見分けられない。それに、みんなの行動だって複雑すぎて、善意なのか悪意なのか、推理することもできない。

だから私は、すべての人間を、極端なまでに警戒するようになった。へまをして笑い物にされることにも過敏になった。どんな状況だろうと、失敗するくらいなら、何もやらない方がいいという結論に達した。

もっと小さいころは、たまには人に近づくこともあった。相手のことなどおかまいなしなので、失礼な接しかただったけれども、近づくことはできた。たいていは一人で放っておいてほしかったが、たまに気が向いて、大人の膝に乗る気になれば、今度は誰の膝であろうと頓着しなかった。知らない人の膝、空っぽの顔をした人の膝に座るのは、ソファーに座るのと変わらなかった。実際、空っぽの顔たちなんて、ほとんど家具と同じだったのだから。むしろケルスティンの方が、はにかんだり、人を怖がったりしていたくらいだった。私は、自分の内部にひたっているときを除けばいつも、率直で大胆不敵だった。他人など何とも思っていなかったのだから。でも、あのころの不敵さの方がまだ、ずっと健康で、生き生きしていた。なのに今では、何一つ信用できないと警戒して、自分から引きこもるようになってしまった。

それまでの私は、一般化することが苦手だった。ある場面で経験したことを、別の場面に応用することができなかった。ところが今度は、覚えた法則は過剰なまでに一般化するようになった。「向こう側」と「内部」の存在が、たまたますべてのものに当てはまる法則だったため、そこから演繹して、「すべてのものに当てはまる」という性質こそが、物事を理解するための鍵に違いないと考えたのだった。覚えたことは、どこへでも持って行ける。一つずつの仕切りは、実は分かれてなどいなかったのだ。すべてのものに関連がある。ここで起きたことは、あそこでも起きる。状況が変わっても脈絡を見失わないことが重要なのだ……。この考えはじきに、単なる理論というべきものを越えてしまい、私はそれを、真実と思いこむようになっていった。それはおそらく、先のことを知りたい、これから起きることをわかりたい、と思いつめていたせいだったのだろう。

外の世界では、至るところにさまざまなトイレがあった。我が家には二つあった。二階に一つ、一階に一つ。不思議に思ったことはなかった。「二階に一つ、一階にも一つ」。そういうものだと思っていたから。

ところがのちに私は、場所によっては、トイレが二つずつ並んでいるところがあることに気がついた。一つは男子用で、一つは女子用だった。

一方、この世には二種類の場所があるということもわかっていた。それは、「誰かの家」と「誰かの家ではない所」だった。この分けかたは実に明瞭だった。他の人たちが同じ世界をそれ以上に細かく分類しているなんて、少しも知らなかった。そして、男子用と女子用と二つ並んだトイレというのは、誰かの家ではない所にあった。そして、この世の中で、誰かの家であるすべての場所では、トイレは常にばらばらだった。

ミドルスクール（小学校高学年）は誰かの家ではない場所だった。そして、私の教室のある階には、トイレが二つ並んでいた。ところがそこには何の表示もなかったため、私は、どちらが女子用か見分ける方法を導き出そうとした。ドアには必ず、何らかの印があるはずだ。その証拠に、みんなは躊躇するでもなく入っていくではないか。

私はドアを念入りに調べ、みんなにはわかる印を見つけようとしたが、わからない。ふとこんな考えが浮かんだ。もしかしたら、みんなは、自分がどちらに入ればいいか自動的にわかるのではないか？　だから、私とは違って、印などいらないのではないか？　みんなには、生まれつき、わかる能力があるのではないか？　ある意味では、この答えがかなり真実に近かったのだが、私にはやはり違うように思えた。私は何でも具体的に考えるので、みんなには「ただわかってしまう」のだという発想はあまりにも怪しげに思えたのである。それに、他の人たちにはこういったことが自動的にわかるのだなんて考えたら、こうして考えたって無意味だということになるではないか。何もかもあきらめるしかなくなってしまうではないか。

私たちの教室の一つ下の階には、二つ並びではないトイレがあった。私の具体的な思考によれば、これは男女兼用に違いない。でも、休憩時間にそのトイレまで行くのは無理だった。それに、なぜ最寄りのトイレに行かないのか、人に怪しまれてしまうだろう。そうなると、授業中に行くしかなかった。授業中に先生の許可を求めるのはいやだったが、間違ったトイレに入るよりはましだった。私は、いつ、どこへ、どうやって行けばいいのか、一所懸命に考えた。ただでさえみんなに軽蔑されているいじめられっ子なのに、これ以上同級生の前で恥をかく余裕はなかったし、私にとっては、はっきりした規則がある場合はそれに従うというのは重要なことだった。とにかく何でも、正しいことを正しくやりたかったのである。

ジュニアスクールのときは、トイレの帰りに教室を見つけるのも大変だった。そのころは、休憩時間に、一階にある木工教室の外のトイレに行っていたので、なぜそんな所まで行くのかとさんざん責められていた。一階まで行っていたのは、そのトイレが階段のすぐ脇にあり、迷子になりにくかったからだった。でも、そんなことは誰にも説明できなかった。外の世界ではすでに、私はどこへでも自由に往き来できるものと勝手に決められていたのだから。

ミドルスクールに上がってからは、教室を見つけるのは簡単になった。教室は同じキャンパスの中の別の建物に移り、私のクラスは最上階のつきあたりだったからである。同じ階には、一般の教室は他に一つもなかった。木工教室と音楽室があるだけで、どちらもドアのデザインが全然違っていた。だから今では、少なくとも教室に帰れないという心配だけはしなくてよいことになった。

休憩時間、私は教室のすぐ外にある二つ並びのトイレを観察した。他の子どもたちが入っていくところを見れば、どちらがどちら用か、調べられると思ったのだ。けれども、クラスメートたちは、ひとたび教室から出てしまうと、もはや顔と顔がまざり合ってしまい、どれが誰で、誰が何をしているか、区別できなくなってしまうことがわかった。クラスメートたちの特徴は、彼らのいるべき場所、つまり教室の中だけのもので、違う場所で見たのでは私の頭には残っていないらしかった。私はみんなの外見を整理する手がかりを見つけようとした。誰が黒髪で、誰が眼鏡をかけていて、といった特徴は覚えた。しかし、彼らが決められた場所でじっとしていない限り、黒髪の子全員がとけ合って一人になってしまうのである。そんなわけで私は、どちらが女子トイレなのかを示すはずの記号を探し続けるしかなかった。

大人になって初めて気づいたことなのだが、トイレのことで苦労した理由はもう一つあった（当時は、みんなが私と同じだと思いこんでいたのだ）。私は、トイレに行かなければいけないというのを、自動的に感じることができないため、いつ行くべきか、常に頭で考えて計算しなくてはならなかった。まさか、他の人たちには、ぎりぎりにならないうちから必要を知らせてくれる信号システムがそなわっているだなんて、知らなかった。私にはそんなシステムはなかった。何も感じない。何も。何も。何も……そして、初めて気づいたときにはもう緊急事態で、すぐに行かなければならない。そんなわけで私は、絶対に緊急事態にまで至らないようにしようと思えば、いつも早めに行く必要があった。そしてそのためには、しょっちゅうトイレに行っていなければならなかったのである。

10. 私は「だめな子」なの？

私はいつも、周囲で起きていることは何なのか、解読しようとしていた。そして、もっと大きくなれば、もっといろいろなことがよくわかるようになるだろうと思っていた。大きくなりたかったのは、一つにはそのためだった。そしてまた、大きくなれば、静かに放っておいてもらえるようになるだろうと思っていたからだった。

ところが、私がせっかく何かを理解したと思ったら、決まって、次の困難が待っていることがわかるのだった。それに、成長すればするほど、周囲の要求水準は高くなる一方、子どもらしい可愛さが欠点をカバーしてくれることもなくなった。引っ込み思案な四歳児の方が、肥満した、しかも疑り深い十歳児にくらべれば、まだしも大目に見てもらえた。

ジュニアスクールでは、先生がザラ紙をくれて、私は授業中に落書きをすることを許されていた。落書きをしていれば、意識が自分の内部に沈みこんでいくのをひき止めることができた。紙とペンがあれば、神経系が眠ってしまうのをくい止められたのだ。確かに、意識は目覚めても、その分描く方に気を取られるから、授業に集中できるようになったわけではないが、それはさほど問題ではなかった。授業で習うことは、もう知っていたからである。

こういった配慮が、次の年には突然取り上げられてしまうなんて、考えてもいなかった。ところが四年生になって先生が変わると、これまでの特別待遇は何もかも終わりになってしまった。もう、授業中に落書きをすることはできなくなってしまった。

でも、落書きもせずに先生の話を聞いていると、紙のすれ合う音や誰かの咳などがひたひたと波のように押し寄せて、私の耳は、ものうい、けだるい海の中に溺れてしまう。私は自分の中へとすべり込んでいき、そのまま出てこなくなってしまう。この内面の虚ろさは、もしかしたら一種の瞑想状態に似ているのかもしれない。でも、最大の違いは、自分ではこの状態をコントロールできないということだった。それはただ「起こる」のだ。電源が落ち、スイッチがオフになり、接続が切れる。そんな感じだった。

そのころ、自分はやはりみんなとはどこか違うのだという自覚が強くなってきていたから、自分の中に隠れるのは、前よりもずっと辛いことになってしまった。私は常に、自分は周囲の要求水準に届いていない、自分は人の期待を裏切っていると感じていたし、克服しようと本当に努力していた。なのに学校は、一方では私の神経系を眠り込ませるような環境に座らせておきながら、同時に、しっかり覚醒した意識でいろ、集中しろと要求するのだ。

さらに大人は、静かにして、じっと座っていろとまで言う。自分の意識をその場に引き留めておきたくても、声や身体の動きを使うこともできない。これでは、逆立ちをしたままオレンジの皮を剥けと言われているにも等しい。

それでも、私は大人に怠け者だと言われると、それを信じた。だって他のみんなは声も出さず、身動きもせずにまっすぐ座っているし、どんな音が聞こえても先生の話を聞いているのだから。私はいつも、周囲が求めているらしい人間になろうと、必死で闘っていた。でも大人たちは、「こんなふうになりなさい！」と言っておきながら、そのために必要な装備を持たせることは渋るのだ。私は、これは無理難題だということに気づきもせず、実るはずのない努力を続けた。

もうザラ紙はもらえなくなったので、私は机に落書きをするようになった。それは厳しく禁じられていたのだが、これまで紙に描くのがすっかり習慣になっていた私は、机に描いていることに自分で気づいてさえいなかった。落書きをしていれば、教室から意識が離れていかずにすむので、先生に当てられればちゃんと聞こえて、気づくことができた。でも、そうやって何らかの動作で自分の意識を教室につなぎ留めておかなければ、自分の内側に消えてしまえば、誰かに呼ばれたって絶対に聞こえなくなってしまう。そして、当てられたら返事をするということはとても重視されていたし、私はそれを知っていた。返事をしないのは、何よりも大人を怒らせることであるらしかった。だから私は、その場から消えるまいとした。だから机に落書きをして、そのために叱られ、だから落書きをやめて、自分の中へ消えてしまい、当てられても返事をせず、また叱られ、意識をつなぎ留めようと思い、すると落書きをしてしまい……そのくり返しだった。

成績にも波があった。スウェーデン語と英語は、授業を聞いていようがいまいが関係なかった。どうせ読みもスペルも完璧だったのだから。単語は一度でも見たことがあれば、スペルが頭に入ってしまった。私のスウェーデン語は、いつも保守的で、古典に忠実だった。七〇年代の言語改革が気に入らず、古い難しい表記を使い続けた。

言葉のリズムは大好きで、作文にコンマやピリオドを打つのは快感だった。たぶん、ミドルスクールのうちから作文にセミコロンを使っていたのは、私一人だったのではないだろうか。ピリオドやコロンやコンマって、楽器のようだと私は思った。音楽を奏でる道具になってくれる。

家でも、本はよく読み、フレーディングに熱中した。詩はおとぎ話みたいだなとも思ったが、詩の方が好きだった。詩には厳格なリズムがあるから。秩序があり、予測可能なものが好きな私の感性に合っていたから。私は苦痛、苦悩、死、それに、疎外される人々について読みたかった。

若くして死にゆく
病葉《わくらば》は風に舞い
梢は萎れゆく
葉よ、落ちよ、風よ、去れ、
そして乾いた褐色の土の上、葉擦れの音を奏でるのだ。
（ギュスタフ・フレーディング「拾遺集」所収「生命と忘却を与えよ」より）

このような詩は、十歳の少女の魂に響いた。私は、フレーディングのメランコリーの色をはっきりと見ることができた。もしかしたら、使われている言葉にこめられた何重もの意味がわからなかった分、かえって一層はっきりと感じられたのかもしれない。詩全体の意味はあまり気にしていなかった。わからない部分があれば素通りした。でも、そこここに見つかるお気に入りの断片は、私に何かを語りかけてきた。それは、テレビに映し出されるどんな物語よりも、子ども向けのどんな本よりも、私の実感に近いものだった。

でも本当は、私が本を読むのは、内容を求めてというよりも、言葉そのものを知りたいという欲求のためだった。よく、本を何冊もめくっては、何か気になる単語が見つかると、そこだけを読んだものだ。目新しい、味わったことのない単語を見つけたい。未知の単語を発見し、研究したい。新しい単語を探しだし、頭の中にそっとしまい込みたい。そんな気持ちの方が、人を求める気持ちよりも強かった。言葉には好奇心もそそられ、飢えも感じる。新しい単語をしまっておく場所にはこと欠かなかった。「宿恨」「好事家」……。私は言葉を集める喜びにふけった。もっと小さいときにレナード・ヘルシングの物語を愛読するようになったのも、同じ理由からだった。「カラメルのかかったクロカンブーシュ・ケーキ」とか、「銅細工師」とか、「鼓手長」といった言葉を教えてくれるからだった。そう、「東方正教会」という言葉もヘルシングの本で覚えたのだった。

文が美しく、面白い単語があり、リズムが心地よいことは必須条件ではあったが、いったん合格してしまうと、本当に私の心をとらえたのは、排除や受難を暗示する描写だった。これなら、私にも解読することができた。ヴィクトール・リュードベリの「シンゴアラ」の中には、テレビの子ども番組などよりもはるかに、私の心に訴えかけてくる箇所がいくつもあった。「ここではっきりと言っておかねばなるまい。黒い瞳をしたこの女は、お前とは別の種族の生きもの、得体の知れない生きものなのだ……見捨てられた種族、非キリスト教徒、人間というよりトロルに近い生きものなのだ」「この世は墓場だ……私の心は死に、地に埋められている。だからもはや、悲しみを感じることはできないのだ」

「シンゴアラ」には「悲しみの子」という子どもが登場する。悲しみの子という人物は、世界は明瞭で具象的な場所であってほしいという私の欲求にぴったりだった。悲しみの子は、正体がはっきりしている。正体を示す、名前がある。本当は、この本は恋の物語だったのだが、そんなことには気づきさえしなかった。

ハンス・クリスチャン・アンデルセンや「グリム童話」も手にとったが、読んだのは残酷な結末の、陰鬱な話ばかりだった。切り落とされた足、凍え死ぬ子どもたち、予測のつかない不運。災難に襲われる人々。私は自分を探していた。もしかして、ページをめくるうちに、突然私の話が見つかるんじゃないかしら？　ときおり、ちょっとしたヒントを見つけた気がすることもあった。「シンゴアラ」には、隠者たちが登場する。隠者という言葉の意味を調べてみると、それは何か身近なものに思えた。私は大人になったら、隠者になるのかしら？

私はずっと、自分のどこがおかしいのか、説き明かしてくれる記述を求めていた。人生の目的を求めていた。何らかの説明がきっとどこかにあるはずだという希望は、私の無意識から消えることがなかった。

それは完全に無意識のものではあったが、私が医学書のページを繰るようになったのも、この希望からだった。私は悪性腫瘍（そう、医学書にはすごい単語がたくさん載っていた）や腫脹、先天性の形成異常などの写真に見入ったものだった。学校でも、人体の機能についての授業に熱中した。

情報を棒暗記する力はあるはずの私だったが、このころから、だんだん暗記中心の科目の成績が下がっていった。学校で教えてくれる知識には、全く興味が持てなくなったのだ。私に必要なのは生きるためのスキルなのに。牛には胃がいくつあるとか、スウェーデンの主要農産物は、とか、そんなことを覚えたって何にもならない。私の世界には関係ない。私に必要なのは、学校の中で迷子にならない方法、女子トイレを見分ける方法、遊ぶときには何をしたらいいのか、私の身体の機能はどうなっているのか、そんな知識なのに。毎日の生活を生きのびる方法を、こんなに切実に必要としているときに、東方の三博士の話などにどうして興味が持てるだろうか？　それでもなお、私は勉強のできる子だと思われていた。それはきっと、得意な科目でだけは相変わらずずばぬけて優秀だったせいではないだろうか。

周囲の要求はどんどん厳しくなってくる――私はそれを感じていた。あれがあんなにできるのだから、これだってできるだろう。できないんだとしたら、それは怠けているだけだ。甘えているのだ。今すぐ心を入れかえなければならないのだ……。

自分で良かったと思えるのは、ただ一つ、絵がうまいということだけだった。絵がうまいからといって、あれもこれもできるだろうとは言われない。私はきちょうめんに細部を描きこみ、正確に遠近法を使った。絵は自分でも大好きだったし、同級生も認めてくれた。でも、学校では、美術は重要な科目とは考えられていない。美術で主席になったところで、何の価値もない。

休憩時間に経験する感覚の混乱は相変わらず耐え難かったが、周りに人がいるという状態は以前ほど苦痛ではなくなってきた。どのみち、慣れるよりほか、選択の余地はなかったのだ。それに、私は大変な努力をして、自分の個性を放棄していった。変わった服を着たいと思わないようにした。みんなと少しでも同じに見えるようになりたかったので、自分の人格の目立つ部分、くせの強い部分は削り落としていった。髪の毛も整えるようになったし、ひっぱられると痛いという過敏性も和らいできた。みんなと同じジーンズも買った。

学校では、以前よりもほんのわずかながら受け入れられるようになった。しかし悲しいことに、これが私の自己イメージの転換点だった。私はこのときを境に、ゆっくりと、静かに、自分を見失っていく。私の自尊心は、じわじわと毒に冒されていくことになった。

それまでは、自分は本物の人間だとも思っていなかったが、何らかの帰属意識はあった。人間ではない、別の種族の存在に対する親近感があった。

今でもやはり、本物の人間になれたという気はしない。人間になるどころか、逆に、他の人間をかたどった、安っぽいまがいもの、でき損ないの複製になってしまったという気がした。

自分には何か悪いところがあるのだろうか。何か具体的に、はっきりした悪いところがあるのだろうか。この考えは、ぼんやりとではあるが、しつこくつきまとって、常に離れないのだった。「自分には、何か具合の悪いところがあるはずだ」

それをつきとめたくて、私は大人にあれこれ質問してみた。それなのに、私にとってはこんな切実な質問だというのに、大人はまるで面白がってでもいるような声で答えるのだ。「まさか。悪いとこなんかあるわけないでしょう」

そうか、きっと質問の意味がわからなかったのだろう。言いかたを変えてみなくては。私はもう一度きいてみた。「私、何かおかしなところがある？」

頭上から降ってきたのは、晴れ晴れと幸せそうな声、楽しげに喉を鳴らすような音の混じった声だった。「おかしなとこ？　おかしいとこなんてないさ。ハハハハ。まあ、そうだねえ、おかしいって言えば、ずいぶんいろいろ質問するってことくらいかな」

何てことだろう。おかしいのは大人たちの方ではないか。こんな真剣な話をジョークの種にできるだなんて。それとも、私の考えが間違っているのだろうか。

本当はどうなの？　何がどうなっているの？　せっかく勇気をふるって質問してみても、満足な答えは返ってこなかった。私はどこも悪くない。そんなことより、「自分はどこか悪いのだ」と勝手に思い込んでいることの方が問題だ。それが、私に伝わったメッセージだった。


そのころ、両親の関係はどんどん崩壊へと向かっていた。二人は今や、互いに軽蔑し合い、侮辱し合うだけの関係にしがみついているだけだった。母は以前から精神安定剤を服用していたが、このときにはもう、その量は濫用とよぶべきものになっていた。また、父も母も、泥酔する回数がますます増えていった。

それぞれが勝手なことをしていれば、比較的平穏に過ごせるのだが、週末や祝日などでみんなが一緒にすごそうということになると、それまでに埋められていた地雷が爆発する。その爆発には、いつも決まったパターンがあった。

父が母を殴る。母が殴り返す。父が母を袋叩きにする。いつも同じだった。

父はときおり、母を寝室に閉じ込めて、外から鍵をかけることがあった。そして、外から避難ばしごを昇って、バルコニーの窓から母に鍵を渡すのは私の役目ということになっていた。足元の不確かな母には、避難ばしごを伝って逃げることはできないし、私が外から寝室の鍵を開けるというわけにもいかなかった。母がすぐに部屋を出たのでは、また父に殴られるだけだからである。

そんなわけで、まず私が父の隠している鍵をくすねるか、別の鍵を探しだす（父は最初知らなかったのだが、家の中には、数か所に同じ錠が使われているところがあったので、別の部屋の鍵が合鍵として使えたのだ）。それから私が外に出て、壁にとりつけられた非常用の避難ばしごを昇り、バルコニーの柵を乗り越えて母に鍵を渡すのだった。母はたいてい、同じ道筋で私を帰らせた。鍵を手にしても、すぐに部屋を出る気はなかったからである。ただ母は、どうしても出たくなったらいつでも出られるよう、鍵を手元に置いて安心したかったのだ。私は言われる通りにした。母はドア越しに私に指示し、私は何も考えず、ただ言われる通りのことをした。

母の命令に従うべきかどうかなんてことも、あまり考えなかった。私にはケルスティンのような芸当は無理だった。ケルスティンは、自分はどういう態度に出ようか、自分で考えていた。その場の状況や自分の気持ちを考慮し、今日は母が気の毒だから助けようとか、今日は「私の知ったことじゃない」とはねつけようとか、自分で決めていた。姉は、自分なりのルールをいくつも持っているらしく、親が子どもに頼んでもよいことと、子どもに頼むべきではないこととを区別しているようだった。そして同時に、自分のルールと矛盾する感情も、いくつも持っているようだった。

私にはそんなことはできない。私はただ言われたことをする。そして、私が何をしようと、姉の目から見るとそれは間違っているらしい。でも、おかげで私はめまいを克服することができた。避難ばしごを伝って母に鍵を渡しに行くようになってから、私は体育館の肋木にも登れるようになった。私は何かを学ぼうと思ったら、自分のためにしか学べなかった。必要に迫られて、追いつめられてでなければ学べなかった。だから私は、母の飲酒と、父の暴力のおかげで、はしごの昇り降りを覚えたのだった。

そんなわけで、両親の問題にどんどん深入りしていったのは、ケルスティン一人だった。一方、子どもを巻き込むことじゃないわと激しく反発し、ことさら無視して見せるようになっていったのも、やはりケルスティン一人だった。

私はたとえその場にいても、いないも同然だった。自分のことは放っておいてほしい。ただそれだけだった。それでも、父や母に何かを頼まれたら、そしてそれが自分にも理解できることで、私の力でできることであれば、言われた通りのことをした。それが良いことか悪いことかなど考えもしなかった。姉がなぜあんなにはっきりと自分の意見を持っているのか、理解できなかった。姉が両親のことにあんなに熱心になるのも、何のためなのかわからなかった。

成長するにつれてだんだんわかってきたのだが、私が両親のことを少しも気にかけないので、ケルスティンはずいぶん腹を立てているようだった。姉にとっては、両親の飲酒や暴力は一大事なのだ。それに姉は、家族の体面を守ろうと気を張っていた。それにひきかえ私は、家族の外見はどうあるべきかなんて知らなかったし、外で話して良いことと悪いことがあるのも知らなかった。そんな感覚そのものが最初からなかったのだから。両親の不幸を隠す必要も感じなかった。父も母も、私が顔や手を洗っているか、靴下をはいているか、洗濯の行き届いた服を着ているか、目を配る余裕を失ってしまったが、私は自分でやろうなんて考えなかった。靴下もはかずにゴム長靴をはき、いつまでも汚れた服を着て、歯も磨かなかった。姉は家の評判を守ろうと必死だったが、私は何もしなかった。姉はそれを見て腹を立てた。妹の面倒を見なくちゃ――まともなものを着せて、清潔にさせなくちゃ

――という気持ちと、自分ががんばっているのに、家族の体面を汚すこんな子は、どこかに閉じ込めてしまいたいという気持ちの間で引き裂かれることになった。

このころになると、私はまともな服を持っていた。つまり、みんなが着ているのと同じような、普通の服を持っていた。でも、せっかくの普通の服も、汚れ放題では何の役に立つだろう。食べものをこぼす。ボタンはなくす。シャツはいつも、半分ズボンの中にたくしこまれ、半分外にたれ下がっている。私にはまともな格好など無理だった。だって、何がまともかという感覚が、自然にそなわってはいないのだから。私は、だらしない格好をしていても全く気づかず、人に言われて初めて知り、恥じいるのだった。自分はこれではだめなんだということは痛いほど感じていた。でも、それをどうすればいいのかはわからなかった。どうしてみんな、黙って放っておいてくれないんだろう?

どうやら人々は、私を見るだけで、勝手に母性本能を刺激されて、私をきちんとさせたくなるらしかった。人々は、指先に唾をつけて私の顔をこすってみたり、私の服をぐいぐい引っぱって整えてみたり、私の髪をなでつけてみたりするのだった。なぜこんなにいじられるのか、みんなどうして、自分には人をいじる権利があると思っているのか、私には理解できなかった。でも私は、とにかくじっと固まって耐えることを学んだ。いじられるのが終われば、後は放っておいてもらえるということを学んだのだ。

でも、なぜみんながそんなことをするのか、それはわからなかった。私だったら、誰を見ようと、何を見ようと、さわりたいとも、変えたいとも思わないのに。私には気にならないことが、他の人たちにはずいぶん気になるらしい。私は外の世界で起きることを邪魔しようともしていないし、変えようともしていない。ならば、外の世界の方だって、私を邪魔しないのが公平ではないか……。

私は知らなかった。周囲の人々の欲望や動機は、私のものとは大きく違っているのだということを知らなかった。それに、周囲のみんなは、人はお互いにつながっていると考えているのだということも知らなかった。

私をいじり回す人々は、いつも、おまじないのような言葉を口にした。そのおまじないは、子ども時代を通じてずっと、どこへ行こうと私の後をついてきた。

足を上げて歩きなさい！　何をやってるの！　まっすぐ座りなさい！
ちゃんと噛みなさい、
きちんと食べなさい、
ちゃんと背筋を伸ばして座りなさい。前を見て歩きなさい。
いい加減に覚えないと困りますよ、
足を上げて歩きなさい、
ちゃんと噛みなさい、
前を見て歩きなさい。
まっすぐ座りなさい。ちゃんと聞きなさい。途中でやめようなんて考えるんじゃないよ。
しゃきっとしなさい。
ほら、そこに座りなさい。
これを食べなさい、今すぐ食べなさい、
言うとおりにしなさい。
だらしない座りかたするんじゃない、
どたどた歩くんじゃない、

足を上げて歩きなさいって言っただろう。
何回言わせるの。ちゃんと噛みなさい。
口を開けて噛むんじゃない。
静かにしなさい。
足を上げて歩きなさい。
何回言ったらわかるの？
変な顔をするんじゃない。指を口に入れるな。
まっすぐ座らんか。足を引きずって歩くのはやめなさい。
人に何か言われたら返事をしなさい。
にやにやするな。
こっちを見ろ。人が話してるときは聞くもんだ。
だらだらするのはやめなさい。生意気言うのはやめなさい。
やめなさい。
心を入れ替えて、悪い癖を直しなさい。
努力しなさい。今すぐやりなさい。
本当にやる気があればできるはずよ。
人の話を聞かんか。
前を見て歩きなさい。あきらめちゃいけません。
足を上げて歩けと言っただろう。

そして私の中では、同じフレーズがくり返し鳴っていた。「本物の人間じゃない。本物の人間じゃない。本物の人間じゃない」

「足を上げて歩け」と言われても、何のことか意味がわからなかった。私は扁平足で、歩くときは少し内股気味に、足の裏全体をつけて歩く。いつも足を引きずっているので、靴はすぐにすり減ってしまうくらいだった。脚を前方に蹴り上げて、かかとから先に着地するだなんて、そんな複雑な歩きかたができたことは一度もなかった。でも、「足を上げて」歩こうと思えば、まずはこの歩きかたを覚えなければならなかったのである。

でもそのころ、誰かに「足を上げて歩きなさい」と言われると、私の頭に浮かんだのは、その場で足を真上に上げ、膝で胸を蹴るような、軍楽隊の行進のような歩きかただった。そんな歩きかたをするなんて恐ろしく大変そうに思えたし、それが本当にみんなの求めているものなのか、どうしてもわからなかった。だから私は、相変わらず足を引きずって歩き続けることになってしまった。

私は人の言ったことをそのまま文字通りに解釈するので、ときどきそれがトラブルの原因になった。たとえば、母が出かける前に私の部屋に来て、「お皿の片づけ、できるよね?」と言ったとする。「できます」と私は答える。二時間後、帰ってきた母が、何で約束を守らないのと怒っている。私はあっけにとられているばかりだった。

私には、母の意図していたのが、私に皿を片づけてもらうことだったなんてわかっていなかった。能力があるという事実関係を答えているつもりだった。「英語が話せますか?」ときかれて「話せます」というのと同じように、「片づけ、できるよね?」「できます」と答えたつもりだった。

でも両親には、私が無礼でぐうたらで、手に負えない子どもだという以外の理由は思い当たらなかった。叱られ続けて、小言を言われ続けて、なじられ続けて、「これくらいできるはず」「できて当然」「いつになったらわかるの」と言われ続けているうちに、私の内部には、屈辱感が少しずつ蓄積していった。三歳になったころには、屈辱の薄い膜が足首の高さにまで沈澱していた。そして、「自分は誰か別の人間にならなければならないのだ」と思い知らされるできごとが一つあるたびに、屈辱の膜は一枚、また一枚と重なっていった。層は膝の高さに達し、肩に達し、首に達し、「私は本物の人間ではない、本物の人間ではない、絶対に、絶対に、本物の人間などではない」という声が私の内部をすっかりうずめつくし、とうとう髪の毛にまで達してしまったのだった。

私は急な変化が大嫌いだった。それは生活全般に及んでいた。予想外のことに驚くなんてごめんだ。絶対にいやだ。少しでも新しいことを経験しなければならないのなら、前もって備えをしておきたかった。

プレゼントをもらうのは、嫌いというほどではなかったが、それでも、開けるまで中身がわからないというのは、相当の負担だった。アクセサリーの類いを触るのが怖いということもあって、念のため、プレゼントの中身は残らず先に知っている方が安心だった。

そんな私がとても楽しみにしていたプレゼントが一つあった。毎年クリスマスには、同じものが必ずもらえることになっていた。包みの形を外から見ただけで中身がはっきりわかったし、ツリーの下にその包みが置いてあると、遠くからでもすぐわかった。この形を見間違えるなんて不可能だ。

それは、大きなパイナップルの缶詰だった。缶詰のパイナップルは私のこだわりの一つだったので、毎年クリスマスには自分専用のパイナップルをプレゼントに与えられていたのである。

毎年同じパイナップルが必ずもらえると知っているのは、本当に心強いことだった。その安心感は大したもので、一度などは、誰かにいたずらをしかけられても平気だったほどだった（普段なら、こんないたずらをされたら、とても耐えられなかっただろうに……)。ある年のクリスマスのこと、誰かがパイナップルの缶詰の代わりに、トイレットペーパーを入れておいたらしい。包みを開けた私はひどく驚いた。ところが、そのときすぐに、これはジョークに違いない、本物の缶詰はきっとその辺にあるはずだ、と気がついたのである。それは強烈な、そして驚くべき経験だった。いたずらをしかけられて、それを一緒に面白がることができたのだから。

クリスマスという祝日は、家族が一緒に、仲よく過ごすものとされている。それを重荷に感じるからだろうか、両親はクリスマス当日には毎年決まって派手な喧嘩をするのだった。実際、我が家では、クリスマスツリーはたいてい床に倒されることになった。でも、両親が何をしていようが、私にはあまり気にならなかった。私にとっては、クリスマスといえば、パイナップルの缶詰こそが何よりも重要だったからである。

ただし、だからといって、私が両親の喧嘩に気づいていなかったというわけではない。私はすべてを見ていた。

一九七三年　夕方、母がツリーを倒す。
一九七五年　朝、母はもうツリーを倒してしまった。
一九七六年　父が母を突きとばし、母はツリーもろとも倒れた。

両親の姿はまるで、ツリーの周りで踊っているように見えた。父の両手が、何度も母の喉に回され、父の握り拳が母の目をめがけて飛びこむ、不思議な踊りだった。とはいえ、母は何も、一方的な被害者だったわけではない。確かに母は、夫に支配される無力な妻のようにも見えたが、ときおり、突然思わぬ反撃に出ることがあった。すっかり叩きのめされて、とうに勝負は決まったと思っていたら、いきなり起き出して、武器を手に、闘いの踊りを踊りはじめるのだ。母はただの被害者ではなかった。反撃するのを楽しんでいた。父の方が大きく、力も強いという事実から逃れることはできないというのに。

私はそれをずっと見ていた。ただ見ていた。でも、それがいったい何を意味するのかは理解できなかったし、自分がどんな態度をとればいいのかもわからなかった。だから私は何もしなかった。ただ無視していた。ケルスティンが苛立たしげに私に何か言っていた。その頬は赤くて、頭部の動きかたも奇妙だった。姉がそんな外見になるのは、どういう感情のせいなのか、それは理解できなかった。でも、姉の中に、何かくすんだワイン色の、つややかなものが見えた。これなら私にも少しはわかる。それは絶望だった。

私は、姉がワイン色になるたび、そして姉の頭部がぐらぐらと奇妙に動くたび、彼女を気の毒に思った。姉がこんな思いをするなんて、それは何か、あまりにも無益なことのように思えた。

ある日のこと、ケルスティンが、パパとママは離婚するんじゃないかしらと言った。「ああ、そう」。私は、両親の離婚というのが何を意味するか知らなかった。姉は説明しようとしたが、私はどうしても、その話を自分と結びつけることができなかった。姉の話を聞いても、そう大したことではない気がする。どうしてもイメージが湧かない。「離婚」といえば、パパとママが別々の家に住むことだろう……。結局、「離婚」という言葉は定着せず、ただ、頭を通りぬけていった。

11. どうして私には「世界」がわからないの？

私はひどく孤独だった。そして次第に、孤独に苦しむようになっていった。

一人でいることが辛かったわけではない。自分をみんなと比べるのが辛かった。そして、みんなと同じように、正常に、真っ当に、普通になりたいと思うのが辛かった。実際に一人でいることは、気楽だった。他人などと一緒にいるより、一人でいる方が、ずっとくつろげた。絵を描き、詩を読み、詩を作り、あるいは、何かを観察したり、研究したりしているときに、誰かがいればいいのにと思ったことはない。作品が完成したら、誰かに見せたいと思うのが正常なのだということも知らなかった。それどころか、誰かに作品を見せるという発想自体、頭に浮かんだことがなかった。この空虚さは永遠の道連れだった。どうも何かをなくしてきたような、ぼんやりとした感じ。これ以外の状態があるとは想像さえできなかった。空虚さに慣れきっていたためである。

学校では相変わらずはみ出し者だった。私はどこをとっても、必ずどこか変だったから。無口な偏屈者、罵られても殴られても甘んじて受けるくせに、一方では恐ろしく大胆不敵でもあった。学校で一番たちの悪い、一番屈強な不良にもげんこつを食らわせるし、教師が何か言ってきたら必ず逆らう。ちょっと味見をしてみようかと学校に煙草を持ってきても、隠そうともしない。でも本当は、それは勇気があるからでもなければ、気が強いからでもなかった。単に、物ごとの関連がわからず、これをすればどうなるかというのが読めないせいだった。そして、痛覚が鈍いから、暴力をふるわれても気にならないせいでもあった。

同じクラスの中には、私に近づいてくる者も何人かいた。私をいじめるのは、ほとんどがよそのクラスの子だったのだが、人の見分けがつかない私は、それを知らなかった。それに今では、自分には他人の意図が読めないということを知っていたから、私は誰一人信用しないことに決めていた。だまされたくなかったら、誰とも近づかないのが一番安全なのだから。

このころになると、クラスメートのうちの何人かは、教室の外で見かけても区別できることがあった。まあ、たいていは、この人はどうやら知っていなければならない人らしいとぼんやり感じるだけで、誰であるかまではわからなかったのだが。それでもこれは進歩には違いなかった。ジュニアスクールのころはまだ、どの人の顔を覚えることになっているのかさえ全くわかっていなかったのだから。ただ、精神的には、何もわからなかったころの方がかえって気楽だった。今の方が、不安になってしまった。きっと本当は、もっとたくさんの顔を覚えていなければいけないのだろうという気がしたのである。だから私は、ますます疑り深くなってしまった。

学校の勉強も、まだあきらめずにがんばっていた。科目によっては、非常に優秀な成績のとれるものもあったので、先生には、別の科目だってそれくらいできて当然だと思われていた。でも現実はそうはいかなかった。算数が四則演算の範囲を越えてしまうと、たちまちわからなくなってしまった。<、>、≠、%……わけのわからない記号が次々と登場して、それぞれがわけのわからない概念を表しているらしい。どんなにがんばっても、覚えることができなかった。新しい記号をしまうはずの仕切りを開けようとしても、ふたが開かず、記号はどこかへ逃げてしまった。やっと一つの意味をつかまえたと思ったら、一つは忘れてしまう。頭の中には、もう置き場所がないのだ。

算数の授業では、さらに、いくつもの要素を同時に考えなければならない問題も増えてきた。でも私は、同時進行ができない。頭の中には、途中まで処理したものをいったん置いておく場所がないので、一度に一つのことしか考えられない。やりかけの作業を一時保留にしておくためには、文字通り、頭の中の「手」でつかんでおくしかない。そうなると、別の作業にとりかかろうにも、そちらにふり向けるエネルギーがもうほとんど残っていないことになるのだった。

この作業にはものすごい集中力が必要になる。たまたま邪魔が入らなければ、一つ一つの作業を手動で保存し、保留にすることもできたが、いざやりかけで置いてあった作業に戻ろうとすると、なかなか目印が見つからず、どの作業に戻るのか思い出すのが難しかった。そんなときに近くで誰かが咳でもしようものなら、もう、どの部分をやっていたのかわからなくなり、最初からやり直さなければならなかった。

でも私は、他の人たちにはどんな力があるのか、他の人たちはどうやって物ごとを処理しているのかを知らなかった。だから、疲れてエネルギーが出ないのは、自分が怠けているせいなのだろうと思っていた。詩を理解するのと同じ感覚が通用するなら、算数の記号だって覚えられたかもしれない。でも、算数の記号には全く詩心というものがなかった。化学式もそうだった。音譜も私の詩心を呼びさましてはくれなかった。楽譜は全くわからなかった。

楽器は何も弾けなかったので、音楽の授業も苦手だった。独り言のように歌うのは好きだったが、音程のことはわからなかったし、音を聴いても違いがわからなかった。私が即興で言葉をつないで長々と歌っていたのは、おそらく、単に自分の神経系を眠り込ませないための方便にすぎなかったのではないだろうか。ところが母はそれを見て、この子は歌が好きなのかもしれないと思ったらしい。それに母は、私にも何か趣味を持たせたがっていた。ケルスティンはガールスカウトに入っているし、ダンスを習っているし、友だちもいる。母は私にももっと活発な子になってほしかったのだ。そこで母は、私を学校の合唱団に入れたらいいのではないかと思いつき、私を説得にかかった。説得されているうちに私もだんだん、それもいいかなと思うようになってきた。ところが、このときになって初めて、合唱団に入るには入団試験があることがわかった。

私は他の生徒たちに混じって、音楽室の前に並んだ。生徒は一人ずつ順に呼ばれて部屋に入り、歌を歌うことになっていた。音楽の先生はピアノの前に座っていた。先生の顔はおしろいで真っ白で、髪は黒く、頬には赤い斑があった。私はそれまでに、色白なのに黒髪の女性を見たことがなかったし、ピアノに合わせて歌ったこともなかった。課題曲の「かたつむりさん気をつけて」を歌い終わると、先生は、音程の間違っているところがいくつかありましたねと言った。音程のことなんて私は知らなかった。先生はピアノを鳴らして説明してくれたが、少しもわからなかった。それから先生は、もう結構です、出たら次の子を呼んでちょうだいと言った。

私は、自分は合唱団に入れてもらえるのだと思った。だって先生は結構ですと言ったのだから。仮に先生が、あなたの歌はへたですと言っていたら、私は入れないのだとわかっただろう。でも、自分が不合格になったことを知ったのはずっと後のことだったし、それも母から聞かされたのだった。私は面白くなかった。何もかもが奇妙で矛盾だらけだ。人が説得するから、やっとやる気になったと思ったら、今度はやらせてもらえないというのだから。第一、先生はなぜ結構ですなどと言ったのだろう？

この同じ音楽の先生は、その数年後に、私にすっぱり歌をあきらめさせることになった。クラスの女生徒全員で聖ルシア祭の合唱の練習をしていたとき、先生が私を脇へ呼び、あなたはへただから、口を動かして歌うふりだけしているのが一番いいわと言ったのだ。私は言葉を失った。それからは、私は歌うのをやめてしまった。本当に、完全にやめた。もう二度と歌を歌うことはなかった。そして、そんなにへたなのだったら、どうして誰も、もっと早くに教えてくれなかったのだろうと思った。私に言いたくなかったからだろうか？　もしかしてこれは、見当違いの善意とかいうやつだろうか？

私にどこか悪いところがあると知りながら、誰も教えてくれないのと同じだろうか？　私は再び、自分はもしかしたら「おくれのある子」なのだろうかと考えるようになった。だって私は、自分は歌ってはいけないのに気づかなかったのだから。自分の歌がそんなに変だということさえ知らなかったのだから。

その一方、自分の能力のなさが自分でもはっきり自覚できるような場面もあった。たとえば、母と姉が私に洗濯機の使いかたを教えてくれたときもそうだった。二人が説明し、私は見ていた。二人は何度か説明してくれた。ところが、いざ自分でやってみることになると、私には使えなかった。洗濯機についているスイッチはどれもそっくりで、どれが何のスイッチか思い出せなかった。二人は、あれだけ何度もやって見せたのだから、あなたにも——いや、誰にだって——わかるはずだと思っていた。彼女たちの信じる真実こそ唯一の真実というわけで、私が覚えないのはやりたくないからだ、つまり、洗濯など人に任せきりにしたいからだという結論になった。

でも、母も姉も知らないのだ。私がどれほど長い間、たった一人で洗濯機の前に立ち尽くしていたか。やりかたを導き出そうと、どれほど考え続けたか。二人の言っていた言葉は思い出せない。正しいスイッチがわかるまで、うかつに押すことはできない。もし間違ったスイッチだったら、何が起きるかわかったものではない。

今思えば、こうしてもらえれば私にもわかったのではないだろうか。まずは言葉で、洗濯機はどんな風に働くものなのか、中では何が起きるのかをおおまかに説明する。次に、仕事の手順を紙にでも書いて、それを見ながら、正しいスイッチを（できれば何回も）自分で押させてくれる。そうすれば、その押しかたを指先に覚えさせることができただろう。

このとき私は、自分の中をのぞき込み、説明を探していた。なぜ自分には洗濯機が使えないのか、その理由がどこかに書かれていないだろうかと探していた。でも、そこには何もなかった。どんな説明書きも、釘にぶら下がってはいなかった。それどころか、釘さえも引っこ抜かれているようだった。ということはやはり、自分は怠け者なのに違いない。自分では知らないだけで、きっと怠け者なのに違いない。

母や姉の世界観は、明確で、揺るぎなかった。自信ありげだった。あれだけ説明したのだからできるはずでしょう。あれができるんだから、これだってできるはずでしょう……。きっとみんなも、ずっと前にさんざん考えて、世の中のしくみを発見したのに違いない。だからあんなに堂々としていられるのに違いない……。

他のみんなは堂々としていた。私より優れていた。それを前にして、みんなの方が間違っているのかもしれないなんて、私には想像することさえできはしなかった。

もうこれ以上、驚きたくない。もう、知らないことでびくびくするのはいやだ。そう思った私は、一二歳のとき、これからはありとあらゆるできごとを、こちらから経験してやると決心した。もう何が起きようと、二度と驚かなくてすむように、すべてを見てやる。一つ残らず、わざと自分の身をさらしてやる。そう決めたのだった。

私は直観的に、自分のような神経系で物ごとを理解するには、経験が必要なのだということに気づいたのだった。自分は、一つの場面で身につけた知識を、自動的に別の場面にも適用することができない。それなら、心の準備をするためには、できる限りたくさんの場面を経験すればよい。そう考えたのである。

ところが、その後私は、自分がこんな決意をしたことなんて、ほとんど忘れてしまった。それでも、決意した通りの内容は実行し続けた。それからの私は何年にもわたって、数えきれないくらいの不愉快な経験、破壊的な経験を自ら求めていくことになる。当初の目的は忘れても、決意は自動的に守られた。私はただ、事件が展開するに任せ、ついて行けばよかった。けれども、見れば見るほど、私は疲れ、生きることにうんざりしてしまった。そうして投げやりになると、ますます、平気で危険な経験にわが身をさらすようになった。

シニアスクールに上がる直前の夏、両親は、それまで辛うじて家庭らしき形骸を保っていたものを解体するのに忙しかった。それでなくてもあやふやだった「大人」と「子ども」のけじめは、今や存在しないも同然だった。父と母が殴りあう。父はケルスティンまで殴る。それでも母は、止めようとはしない。自分が殴られるよりは、娘が身代わりになってくれる方がよかったのだ。ケルスティンが何度も何度も殴られるのを見るのは苦痛だった。代わりに私を殴ってくれた方がいいのに、と思った。私だったら姉のようには痛みを感じないのだから。でも父は、私を殴ることはほとんどなかった。殴ってもほとんど効果がないからだろう。姉には効果があった。姉は絶望し、屈伏するから。そして、殴られれば痛みを感じるから。

家の混乱は私にも苦痛だったが、一人で放っておいてもらえるのはありがたかった。もう家になどいたくなかった。何もかもが難しすぎる。だから私は、夜は遅くまで外に出ていた。

中産階級ばかりの住む住宅街では、こんなに遅くまで外に出ている子どもはいなかったから、私はいつでも一人になれた。夜の住宅街では、世界は静かだった。そして、見た目もうらさびしそうに見えたし、実際にもうらさびしい感じがした。見た目と実感がぴったり一致していた。私は人のいない公園でぶらんこをこいだり、一人で道を歩いたりしながら、人のいない風景を見ていた。何かが一致する感じは好きだ。自分の内側も空っぽだし、外の世界も空っぽ。この一致する感じが好きだった。

母はときどき、私が何歳なのか、すっかりわからなくなってしまうらしかった。あるときには、子どもっぽすぎるプレゼントをくれたかと思うと、またあるときには、私にはとても早すぎるような性的な知識を詳しく話してきかせることもあった。でもたいていは、母はただ眠っているか、どこかで横になってぼんやりしているか、どちらかだった。そして、ときおり目を覚ましたかと思うと、父と怒鳴り合い、殴り合うのだった。

ときどき、両親は二人そろって出かけることがあった。パーティーに行くのだが、帰ってくると二人とも泥酔していて、二階の寝室へ行こうにも、階段を昇ることさえできなかった。あるいは、母だけがタクシーで先に帰されてくることもあった。母は下品な言葉をわめき散らし、ほとんど現実との接点を失っていた。その間も、父は一人でパーティーを楽しんでいるのだった。

ケルスティンは、両親の飲酒を止めようとしていて、それを私にも手伝わせようとした。でも私は、たいていは一人で引きこもってしまうか、外に出ていくかだった。

私はいろいろなことを考え続けた。自分にはわからないすべてのことを理解しようと、考え続けた。なぜ人々は、単語を正確に発音しないのだろう？　なぜスペルの通りに発音しないのだろう？　そう書くのなら、そう読むべきではないか。なのに、二通りの発音がまかり通っている。もしかして、場合によって使い分けが決まっているのかもしれない……。私は、単語そのものに何か使い分けの目印があるのだろうかと思い、規則を見つけ出そうとした。

私はまた、「ご好評におこたえして」という言い回しについても考えた。漫画雑誌にはよく、「ご好評におこたえして」アンコール掲載などと書いてある。なぜ、好評だったとわかるのだろう？　秘密の人気投票でもやっているのだろうか？　子どもたちが出版社に手紙を書いたのだろうか？　単に誰かが「これを好評だということにしよう」と決めているだけだったなんて、当時の私は思ってもみなかった。

あるいは、町を歩きながら、本を読んでわからなかったことをあれこれ考えることもあった。たとえば、漫画雑誌を読んでいても、コマの大きさや形が不揃いな漫画は読みづらいし、どの順番で読めばいいのかわからなかった。だから、漫画のコマはきちんと並んでいてほしかった。そうすれば、話の流れがわからなくなっても、コマを一つ見落としていないか、すぐに確認することができるから。

大きさの違うコマがいくつも並び、間に矢印のついていない作品というのは、もしかしたら、誰もが自分の好きな順番で読んでもいいようになっているのだろうか？　うん、これは理にかなっていると私は思った。だって、ときには、コマの間に矢印のついている作品もあるのだから。でも、どんな順番で読んでも筋が通るようにしようと思ったら、お話を作るのがずいぶん大変そうだ……。結局、この謎は最後まで解けなかった。私は何でも、何か一つの一般原則があって、それがすべてに通用するのに違いない、この、ただ一つの一般原則さえ見つかれば何でもわかるのだろうと思っていたのである。

六年生から七年生に上がる前の夏、初潮があった。それは一九七六年の夏のことで、私たちがオーランドですごした最後の夏休みだった。そのころには、人とろくに話をしないのは私一人ではなくなっていた。母は一日中眠っていたし、父は何やら一人で怒って荒れているだけだった。ケルスティンは一人で日記をつけていた。だから私は、一人で放っておいてもらうことができた。出血があったのは、そんなときだった。

気づいたのは、屋外の公衆トイレにいるときのことだった。とにかく何とかしないといけない。私は困った。生理そのものがいやだったのではなく、親と話をしなければならないのがいやだった。もう子どもでいるのはいやだったし、親になど頼りたくなかった。親などとは何の関係も持ちたくなかった。

私はケルスティンに事情を話し、これですめばいいなと思っていた。ところが、ずっと人事不省だった母がいきなり意識をとり戻してはりきりだした。下の娘が大人になったのが面白くてしかたがないらしい。私は母などに知られたくなかったのに、姉はそんなわけにはいかないと言う。いろいろ必要なものを母が整えてくれるからというのだ。でも私たちは田舎に来ていて、近くには店などありはしない。母はタンパックスのアプリケーター付き超特大サイズを一箱くれた。

私は公衆トイレに座り込んだまま、この巨大な円筒形の物体をしげしげと眺めた。こんなものどうしたらいいのだろう？　私には、母がどこまで分別を失っていたのかわかっていなかった。二人の子を産んだ、過多月経に悩む大人の女性が、自分用の生理用品を子どもに与えるというのがいかに非常識なことか、私にはわからなかった。私はどうしてもこんなものを入れてみる気になれないので、箱ごと捨ててしまい、代わりにトイレットペーパーを当てておいた。

私はその後もトイレットペーパーを使い続けた。最初のうちは間隔も長かったし、出血量も少なかった。それ以降は、もう母にも姉にも何も言わなかった。ずっと後になって、ケルスティンは私がまだトイレットペーパーを使っていることに気づき、母にお金を出させて、私に合ったサイズのものを買ってくれたのだった。

ミドルスクールを終え、私はシニアスクール《中学》に進んだ。前の学校でやっと迷わなくなり、人の顔が見分けられるようになってきた矢先に、新しい学校に放り込まれることになったのである。そこには無数の空っぽの顔がいた。それまで、これほどの人数にさらされたこともなかったし、こんなにたくさんの人間が存在するということ自体、想像したこともなかった。八〇〇人くらいもいただろうか。廊下は果てしなく続き、無数の教室があり、そんな建物がいくつもあり、至る所にまったく同じ作りのロッカーが何列も並んでいた。

顔のない顔たちは、そこらじゅうで騒いでいた。最初の一学期は、とにかく耐え抜いて頑張っていた。私は本気で努力した。でも、何から何まで頭で計算してこなすことに全エネルギーを使い果たしているのに、その上に勉強にまで集中するなんて、とにかく不可能だった。間違えずに教室を見つけるにはどうしたらいいの？　食堂はどっち？　次の科目には、どの本がいるの？　私のロッカーはどれ？　たった今、おはようと言って通っていった人は誰？　私の知ってる人？　時間割表に書いてある、この略号は何？

私は問題を解決しようと、自分なりに工夫した。たとえば、試験のある日に病欠すれば、後で、一人きりで追試を受けることができる。狭い部屋で一人で座っていれば、細かな騒音や人の動きに気が散ることもない。でも、これも長くは続かなかった。いつも試験の日に休むのを不審に思われて、カンニングをしているのかもしれないと疑われてしまったのだ。でも、私はカンニングなどしていない。杓子定規に規則を守る私には、カンニングなんて思いもよらなかった。それに私には、成績が大切なものだという意識さえあまりなかった。だが、もう一人で試験を受けることはできなくなり、これからは、別のクラスに連れて行かれて、そこで一緒に受けるようにと言われてしまった。これでは元のクラス以下だった。よその教室まで自力でたどり着かなければならないし、空っぽの顔でいっぱいの教室に座らなければならないのだから。だから、もはや試験の日に休んでも役に立たないことになってしまった。

教室移動のときは、いつも同じクラスの子から離れないようにくっついて歩いた。でも、そうすると、休憩時間にトイレに行けない。みんなを見失うかもしれない。誰かと一緒でなければ、しょっちゅう迷ってしまうし、それは辛い。人に道順をきかなければならないなんて、いやだ。空白の顔になんて話しかけたくない。それでもときどきは、誰かにきかなくてはならなかった。私は自分に言い聞かせた。もしかしたら、たまたまよそから遊びに来た子だって思ってもらえるかもしれないじゃない？

でも、これはあまりうまくはいかなかった。それで、私はこう考えるようになった。もしかしたら、私にはみんなの顔が空白に見えているけど、みんなには私の顔は空白には見えていないのかもしれない……。

私が迷ってしまうのを、みんなが変に思っているのも感じられた。それに、道順を教えてもらっても、たいていは役に立たなかった。「あの廊下の左側で、ドアに何番って書いてあるから」と言われても、私には役に立たなかった。左と右の区別もよくわからなかったし、廊下はどれもよく似ていて、みんな互いにくっつき合い、入れ替わってしまう。それに、ドアの右側についているという小さな番号だって、どれも互いにそっくりだった。

しかもこの作業を、片時も止むことのない、ざわざわとくぐもった雑音の中でこなさなければならないのだ。天井の高い、古い石造りの建物に、何百人という生徒たちが生活しているのだから。このざわめきは、私にとっては苦痛だった。頭の中にまで押し入ってくるようで、考えていたことが何もかも埃だらけの毛だらけになり、しだいに端々がすり切れていく。あまり長く続くと、もう追い出すことはできなくなってしまう。この音をより分けて無視するのは、あまりにも大変すぎた。残された方法は一つしかない。あきらめて全システムをオフにして、自分の内部へと退却するのである。

女子トイレの見分けかたはまだわからなかったが、今度の学校では、所々に一つだけのトイレや、三つ並びのトイレがあった。男子トイレと女子トイレの区別という発想は、二つ並びのトイレにしか適用されなかったので、一つだけの、あるいは三つ並びのトイレには平気で入ることができた。それに、この学校はどうせ広くて複雑なのだし、生徒も多いしで、最寄りのトイレに行かないからと言って誰も気にとめる者はいなかった。

二学期からはもう、勉強にはあまり力をいれなくなり、だんだんと自分の中に消えてしまうことが多くなった。いろいろな意味で、三歳のときの状態、かんしゃくを起こすことを覚える前の状態に戻ったとも言える。まるで自分の中に見えないヒューズが備わっていて、刺激過多で耐えられなくなると自動的に電源が切れるような感じだった。

でも、こんな風に情報を閉め出していると、周囲の人をひどく刺激してしまうことになった。どうやらみんなは、私が関心を払わないのを、自分に対する侮辱、個人攻撃だと思ってしまうらしいのだ。どうして自分が他人を刺激してしまうのか、私には少しも理解できなかった。私の反応が少なくなればなるほど、相手の反応は激しくなる。いったいなぜなんだろう？　私は無視しているのだから、無視してくれてもよさそうなものなのに……。これが私の論理だった。

科目によって成績のばらつきが激しいことも、人を怒らせてしまうようだった。私は、全く勉強しなくても、スウェーデン語と英語、フランス語、それに美術ではいつも一番だった。スウェーデン語の時間には、先生のスペルを訂正せずにはいられなかった。綴りかたが何通りもある単語が出てくると、私は全部のスペルを知っていて、一番古典的な、語源に近いスペルに固執した。それが一番正しいスペルだと信じていたからである。

私には、一種の写真記憶にも似た力があった。どんな文章にでも通用するというわけではないのだが、語学ではこの力が役立つことになった。アルファベット順に並べられた情報であろうが、内容別に箇条書きにされた説明であろうが、簡単に頭に焼きついてしまう。だから、英語の文法書を丸ごと一冊読んでおき、後で頭の中のページをめくって必要な箇所を探し出せばよいのである。どこに何が書いてあったかまで覚えているわけではない。ただ、ページのコピーを頭の中に持っていて、それを読むという感じだった。

確かにこの能力は、のちに役立つこともあった。でも悲しいことに、私が覚え込んだ情報――辞書のページにアルファベット順に並んでいた単語、行政事務規則の条文、国立食品局の食品成分表など――というのは、人間が覚える必要などないような情報、必要があればそのつど調べればすむような情報ばかりだった。何でも簡略化しよう、誰もがわかりやすい教育を、という七〇年代の教育改革の時代にあって、私は時代の流れに逆行するはみ出し者だった。

スウェーデン語の先生は、歴史と地理も教えていたし、私のクラスの担任でもあった。私は、スウェーデン語の時間には優秀な小論文を書き、試験でも必ず正解を書くので、一見、本気でとりくんでいるかのように見られてしまう。ところが、地理の時間になると、当てられても返事もしないし、試験でもほとんど正解が書けない。そのため、先生はひどく気分を害することになってしまった。先生の考えでは、悪いのは私としか思えないらしかった。先生はよく、授業の後で私一人を残らせて、お説教しようとするのだった。

「グニラはちょっと残りなさい。みんなはもう行っていい」

「五分早いけど、今日はもう解散。グニラ、君は残りなさい」

「グニラ以外は帰ってよろしい。この子にはちょっと話したいことがあるから」

私は言われるまま残ったが、心はその場にはなかった。先生は空っぽの身体に向かってしゃべっているも同然だった。先生はありとあらゆる手を試した。怒鳴ってみたり、理に訴えて諭したり、頼んでみたり、おだててみたり。何をしても私には通じなかった。自分の周囲で何が起きているのかはわかっていたが、それは私とは何の関係もなかった。先生の話は聞いていたのだが、それは耳の外側で止まってしまい、何の意味も感じられなかった。

先生の目には、何を言われようと動じない私の態度は、尊大極まりないものと映っていたのだ。でも私には、尊大な気持ちなどこれっぽっちもありはしなかった。私はただ、一人にしてほしいと願っていただけ、とにかく静かに、そっとしておいてほしいという焼けつくような思いがあっただけだった。

八年生のとき、私は学校に対する姿勢を変えることにした。以前よりも強気に出るようになり、今度は本当に尊大にふるまうようになったのである。

私がこのように冷たく強情な態度を身につけたのは、家庭が荒れていたせいもあった。周りは私のことを気にかけないのに、なぜ私だけが周りを気にする必要があるだろうか？　それに私は、そんなつもりがなかったときでさえ、どのみち強情で尊大だと思われていたのだから。自分のことは自分でする。他人など知ったことか。やられるより、先にやれ。それが私の方針になった。

数学、化学、物理など、少しもわかっていない科目の試験では、名前だけ書いて、問題を読みもせずに平然と提出した。でもそれは単に、論理に従ってしたことだった。どうすることもできないとわかっていながら、何のために四五分もの間、屈辱をかみしめながら問題用紙を睨んでいる必要があるだろうか？　そう考えたのだ。教師たちはかんかんに怒った。教科によっては相変わらず成績が良かったので、なおさらだった。

それでも、人を寄せつけない私の態度は、次第に、望んでいた通りの効果を上げるようになった。たいていの先生は、とうとうあきらめて、放っておいてくれるようになったのである。

12. 私は「大人たちのごみ箱」なの？

父が出ていき、これで何もかも終わった。両親は離婚することになったのだ。でもそのことは、私にとっては何の意味も持たなかった。私たち母子が家を引っ越さなければならないのだということが理解できるまでは……。

少し前から、ケルスティンが母を引きずるようにしてあちこちのアパートを見て回っており、今では引っ越し先も決まっていた。私も、姉と母がその話をしているのは聞いていたはずなのだが、それが自分にも関係のある話だということがわかっていなかった。まさか自分たちが引っ越すなどとは思っていなかったため、何の話をしているのか、気にもとめていなかったのである。

そんな私だったが、ここにきて突然、ことの次第を理解した。引っ越しなんてしたくない。絶対にいやだ。うちの家、うちの庭は私の砦なのに。私にとっては、家は家族よりも身近で、親しい存在なのに。でも、私に口出しのできることではなかった。

母はますます頻繁に飲むようになっていた。そして、酒と薬を同時に飲むと、控えめに言っても精神病の一歩手前という状態に陥ってしまう。幻覚を見ているらしく、だらだらととりとめなく卑猥なことばかりしゃべり続けるのだった。

父はすでに別の女性と生活を始めていた。父は私たち妻子を捨てて、新しい家族と取り替えたのだ。この女性こそ、父の新しい所有物というわけだった。そして父は、今度は、新しい妻を入れるために新しい家をほしがっていた。ちょうど、父の両親が最近相次いで亡くなったので、その家が空き家になっていた。近年、人気の出てきた地域にあり、地価も年々上がっている。父はその家に目をつけた。

でも、自分の物にするには、まず、他の相続人から、それぞれの取り分を買い取らなければならない。そこで、母も含め、相続人全員が集まって、値段の交渉をすることになった。集まる場所は私たちの家と決められた。母の健康状態では、どこへも連れ出すことはできなかったからである。

親戚が集まっても、母はウォッカの大瓶を抱えて自分の部屋に閉じこもったまま、出てこなかった。みんなは居間でお茶を飲みながら待っている。父は私に、二階へ行って母を呼んでくるよう命令した。

ケルスティンだったら、この種の命令には絶対に従わない。そんなことは大人が自分でやるべきだ、子どもを巻き込むことじゃないというのが姉の考えだった。だから姉は、私にもよく腹を立てていた。私は言われるままに、両親の間に立つようなまねを平気でするからである。でも私には、事態をそのように見る力がなかった。状況を分析することもできないし、ときと場合によって自分の出かたを選ぶなんてこともできなかった。私はただ、言われた通りのことをした。私は頼まれた――あるいは命じられた。簡単そうな用だ。私にも理解できる。だからやった。ただそれだけだったのだ。

この日も私は二階へ行き、寝室のドアをノックして、みんなが待っているから下りてくるように言った。返ってきたのは、ろれつの回らない声だった。

「みんな死んじまえばいいのさ」

「お母さん、下りてきて」

「この助平餓鬼めが、私に向かって指図する気か」

「みんな待ってるのに」

「死んじまえ」

「でも、お父さんが……」

「あいつも死んじまえばいいのさ」

「でも……」

「失せやがれ！　お前も死んじまえ」

私は親戚の待つ席へ戻った。みんなはまだお茶を飲みながら、母を待っていた。誰も何も言わない。カップだけが、カタカタと鳴る。

突然、母が階段を降りてくるのが聞こえた。くすくすと笑いながら、何やら歌っているらしい。母は居間に入ってきた。姉と、父と、おじやおばたち、それに私の座っている部屋に、素っ裸で入ってきた。全身は蒼白く、アザだらけだった。瞳は見えず、白目だけになって、睫毛がぴくぴくと動いていた。母は一瞬、本棚にもたれたかと思うと、そのまますべるように床に崩れた。足の裏に石鹸でも塗ってあったかのようななめらかさだった。母は何か言ったが、誰にも聞きとれなかった。そのまま母は意識を失い、蒼白い、裸の塊になってしまった。

私はそれを見て、気味が悪いと思い、不快に感じたが、何が起きたのかはさっぱりわからなかった。ケルスティンの顔がすっかり赤くなった。姉は母を二階へ引きずって行き、部屋に閉じ込めた。私は母のようすには特に何も感じなかったが、姉の絶望感には動揺した。姉がこんなに心配して、こんなに混乱しているなんて、辛かった。どうすればいいのかはわからない。そもそもこれがどういうことなのかもわからない。でもとにかく、姉には苦しんでほしくなかった。

とうとう、父も、心配げな顔つきのおじやおばたちもそれぞれの家に帰っていった。後には一六歳と一三歳の姉妹が残され、本来母だったはずの人、この傷つき、正気を失った人の世話をすることになった。

「あなたって、強い子ね」――帰り際に、おばの一人が私の頭をなでてそう言った。私にはその意味がわからなかった。それより、ただ不安で、落ちつかなかった。私がほしいのは、静かで、安定していて、スケジュール通りに進んでいく世界なのに。

それに、私はひどく悲しかった。ケルスティンがいつも私にがっかりしてばかりいるから。私が何をしようと、それは必ず間違っているのだ。そして必ず、やりすぎるか、やり足りないか、どちらかなのだ。姉は、もっとましな妹がほしかったと思っている。私はそれをひしひしと感じていた。

ケルスティンは、私が一緒になって心配し、もっと本気になってくれるのを望んでいる。でも私の中には、何の関心もわいてこない。だから私はだんだん、自分はきっと、異常なまでに冷酷な人間なのだろうと思うようになった。だって私は、母がアルコールに溺れても動揺しないし、悲しくもならないのだもの。私は母のことが心配にならない。きっと、私が悪いのだ。

もしかして、母がこんなことになったのも、私のせいなのだろうか。だって母はいつもそう言っていたではないか。私のせいで、気が変になってしまいそうだって。そして現に、気が変になっているではないか。そう、母は気が変になってしまったのだ。おかしくなってしまったのだ。そして、母をこんなにしたのは、私なんだ。

引っ越しを間近に控えたある晩、母は近所の家に夕食に招かれていた。私は家でテレビを見ていた。母はもう出かけたと思っていた。ところが、電話が鳴るので出てみると、それは母が招かれている家の人からで、お母さんはどこへ行ったのと言う。私は、母はもう出かけたと答えたが、先方は、まだ家にいるかもしれないから探してみてくれと言う。電話口で待っているからとのことだったので、私は受話器を傍らに置き、廊下へ出ようとした。二階へ行って、母の部屋をのぞいてみるつもりだったのだ。

ところが、廊下に出ようにも、ドアがほんのわずかしか開かない。開けようとすると、何か堅いものにぶつかるようだ。何か知らないが、邪魔になっているものをどけなくちゃ。力を入れて押すと、ごつんと音がする。ごつん、ごつん、ごつん。それでも、邪魔物は動かせそうにない。すき間も細すぎて、のぞいてみても何も見えない。結局、私はそのドアをあきらめて、台所を通り、食堂を抜けて廊下に出た。すると、母が床に横たわっていた。私がごつんごつんと叩いていたのは、母の頭だった。

母はあまり母らしく見えなかったので、本当にこれが母なのか、私はもう一つ確信が持てなかった。表面はつやつやと光り、蒼白く、大理石で作られているように見える。きちんとした姿勢だった。まっすぐあお向けになって、胸の上で両手を組み、布で包まれたミイラのような形をしている。顔は死人のようだった。つついてみたが、動かない。死んでいるみたいだ。本当に死んでいるみたいだった。

私は電話口にとって返し、母が廊下の床に倒れていることを話した。電話の相手は、いったいどうしたのとたずね、私はわかりませんと答えた。しばらくするとその人が来て、電話で救急車を呼び、帰っていった。

私は救急車を待つ間、階段の途中に腰を下ろして、窓の外を見ていた。何もかもがひどく現実離れして見えた。私の目の下の廊下に、母が動きもせず横たわっている。気持ち悪くて、もう触りたくなかった。とうとう救急車が着き、男の人が二人下りてきて、私にいろいろと質問した。

「何を飲んだの?」

「知りません」

救急隊員は母の目を懐中電灯で照らし、話しかけた。母が何やらもごもご言った。

「胃洗滌だ」二人は母を救急車に乗せた。

帰り際、二人は私に、これから誰か大人の人が帰ってくるのかとたずねた。その声からは、二人が私に「はい」と言ってほしがっていることが聞きとれた。だから私は「はい」と答えた。すると二人は、胃の洗滌がすんだら母はすぐに帰れると言った。私は胃洗滌とは何なのか知らなかったし、「すぐに」というのがいつのことなのかもわからなかった。でも、母に帰ってきてほしいとは特に思わなかった。こんな気持ち悪い、恐ろしい物を持って行ってくれるのはありがたいことだと思った。今見たことのすべてを理解しようにも、どうやって解釈を始めていいのか、それさえわからなかった。私は元通りテレビを見ながら、姉が帰って来てくれたらいいのにと待ち続けた。

引っ越しはその二、三週間後に行なわれた。母は安物のウォッカを片手に、寝室に閉じこもってしまった。数か月前、父が出ていったすぐ後から、母は寝室に閉じこもるようになっていた。ある日のこと、母は千鳥足で部屋を出てきたと思うと、家じゅうの鍵を集めて回った。全身汚れきって、いやな臭いを放ちながらも、何とか全身の力をふりしぼって、持ってる鍵は全部よこしなと言う。ひたすら飲み続けるのを、誰にも邪魔されたくないのだろう。ケルスティンは何とか母の飲酒をやめさせようと、酒を集めては捨て続け、それを私にも手伝わせようとした。でも私には、なぜ姉がそんなことをしたいのか、理由が解せなかった。私だったら、あんな人には近寄りたくない。心配する意味がわからない。私はただ、そっとしておいてもらえたら、それでいいのに。

引っ越しはケルスティンがとりしきった。私には、姉がいったい何をしているのか推測できなかったし、なるべく近寄らないようにしていた。これまで大きな家一軒に入っていた荷物を、残らず梱包して運び出し、それを四部屋しかないアパートにつめ込む――それは一六歳の少女が一人で担うには大仕事だった。姉は何とか私に手伝わせようとしたが、私はとにかく逃げ続けた。私は、引っ越しとは何をすることなのか知らなかった。これまで引っ越しなどしたことがないのだから。どこかよそに住むなんて、想像もできなかった。だから、目の前で起きていることのすべてが不可解だった。私は逃げ続けた。その場を出て行くか、自分の中へ沈んでしまうか――たいていは両方だった。

私はますます、すべてに無関心になっていった。以前よりもずっと、無関心になっていった。もっと幼いころは、こんな状態になるのは、たまにしかないことだった。周りの人には、いつも閉じこもっているように見えていたかもしれないが、それは違う。本当は何かに熱中していてもおとなしかったから、閉じこもっているように見えていただけだった。

それが今では、一日中、自分と世界を切り離したままですごすことができるようになった。目を覚まし、学校へ行き、食事をして、テレビを見る——すべてをこの状態のままでこなしていけるようになった。人に話しかけられても、たいていは聞こえなかった。相手の方を、見るともなく見ているだけのこともあった。自分が透明になったような感覚、向こうから人が来ても、自分の中を通りぬけて後ろに出られそうな感覚、まるで自分が全く別の物質になったような感覚だった。感覚的にだけではない。今では、頭で考えても、周りと自分との間に何らかの関係があるということが把握できなくなった。

私は、自分のこういう外見が他人にどう受けとられるかなんて、少しもわかっていなかった。私が関心を払わないと、他人を怒らせてしまうのだということを、少しも知らなかった。姉も、教師たちも、私の頬をぴたぴた叩いたり、身体を揺さぶってみたり、押してみたりするのだが、私はもう、痛覚というものを完全に失っていた。実際、そのころには、痛覚の鈍さは頂点に達していた。かつては、知覚できないといっても、特定の数種類の痛みだけだったのだが、今では、それが全種類に及んでいた。それでも、触覚までが消えたというわけではない。どこかを怪我すれば、ちゃんと気づくことはできた。痛みとは別の感覚がちゃんとつながっていて、傷のある場所はわかった。でもそれは、痛いというのとは違っていた。

一方、未だに耐え難いのは、軽い接触、皮膚の厚みより深くは届かないような軽い接触だった。それ以外の感覚は、ほとんど意識に入ってこなかった。

そんなわけで、私は学校の歯科診療室に行くのが好きだった。シニアスクールに進んだ今は、歯科診療室は私の教室と同じ建物の中にある。下級生のときに、一人で昼食を届けに行けなかった、あの同じ歯医者さんだ。そこでは、ただ座って、されるがままになっていればいい。歯の治療は心地よく、楽しみだった。一言もしゃべらなくてもいいから。何もしなくても、誰も何も言わないから。それに、大切に扱われ、世話をしてもらいながらも、それでいて私の領分を侵されることがない、安全な方法だから。

私はとにかく不器用だったので、しょっちゅう転んではどこかをぶつけたり、足首をひねったりしていた。だから、一三のときに、転んだはずみに歯を一本折ってしまったのもうなずける話だ。でも、もしかしたら、歯医者さんには心を許していたことが、無意識のうちに関係していたのかもしれない。私はしょっちゅう歯医者さんに行っていなければいけなかった。校内の診療所のこともあれば、町の専門病院に行かなければならないこともあった。町の病院に行きなさいと言われるのはありがたい。往復の時間の分、よぶんに欠課することができるから。学校を離れられるのは救いだった。学校という場所にいなくてすむ時間は、一分、一秒であろうと、得をしたと思った。それでも私は、一度も無断欠席をしたことがなかった。規則は守るものだと思い込んでいたので、欠席など、全く思いもよらなかったのである。

今思えば、あのとき無断欠席をしていたなら、あそこまでわけのわからない生徒だと思われずにすんだのかもしれない。教師たちはおそろしく腹を立てていたが、それは、私の態度がちぐはぐで、矛盾するように見えたせいだったのだろう。私は、ある面では、ひどく強情で、捨てばちに見えた。一番たちの悪い不良少年よりも手に負えなかった。答案は白紙で出し、宿題は無視し、一言も口をきかない。なのにその一方で、あらゆる規則を遵守する。人気をとろうとも人と張り合おうともしない。いくつかの科目では主席を通している。何よりも、たまに口を開くことがあれば、礼儀正しい口調で、正確無比な言葉を使う。自分でも、何かが不釣り合いだ、これでは不思議がられても無理はない、という自覚はあった。でも、この不釣り合いを、わざとやっていると思われてしまうなんて。いったいなぜなのか、どうしてもわからなかった。

私はできるかぎり、歯医者さんの予約は、数学の時間と重なるようにとろうとした。シニアスクールに進んでからは、数学はさっぱりわからなくなっていた。私には四則演算しかできなかった。いくら説明してもらっても何の効果もないし、わずかに何かわかったような気がしても、すぐに頭から抜けて行ってしまう。私は、数の概念というものを実感として把握したことが一度もない。これを足して、これを引いて、という表面的な操作ができるようになっただけであって、自分のやっている操作の意味がわかったことなど一度だってありはしない。

数学の先生は、大柄な男の人で、声は太くてしゃがれていた。しょっちゅう生徒を脅かしている人で、すぐ大声で怒鳴った。怒鳴っていないときの先生の口は、まるで、天井にとりつけられたスライド用スクリーンからぶら下がっているヒモを、舌で捕まえようとしているかのように見える。先生はときどき反対を向いて、黒板に何か図形や文字をかく。それが何なのか、私には全くわからなかった。

それでもたまに、試験の最中に正しい解答にたどり着けることがあった。人とはあべこべの方法を使って、全く自分一人の論理を頼りに、正解を見つけることができたのだ。でも、その途中経過を紙の上にうまく書き表すなんて無理だった。だから、いくら答えが正しくても、やはり一点ももらえなかった。途中経過も根拠も示せないのでは、何の価値もない。ただわかったんですでは通用しない。

だから私は、自分なりの方法で解明しようという努力もやめてしまった。そんなことをしても無益に思える。だから今では、数学も白紙で出すことにした。まず名前とクラスを書き、何も言われなければ、そのまま提出して部屋を出て行く。でもときどき、まだ出て行ってはいけないと言い渡されることもあった。そんなときは、窓の外を眺めながら、退室できる時間が来るのをじっと待つのだった。

こういった態度が、人の目には挑発的に映るものだなんて、私は本当に知らなかったのだ。自分の行為が、他人にそんな影響を及ぼすとは、考えてもみなかった。もちろん、生徒は試験問題をやるべきだということは知っている。でも、私には本当にできないのだから、しかたがないではないか。私の成績だし、私の人生なのに。

引っ越ししてからは、学校へはバスで通うことになった。新しいアパートは少しも気に入らなかったが、バス通学というのは、よそ者である自分にぴったりだという気がした。学校は、私がこれまで住んでいたのと同じ高級住宅街にある。そして自分は、安アパートの立ち並ぶ郊外の町から通う。象徴的ではないか。

私はこれまでと逆に、みんなと自分の差をわざと強調しようとするようになる。本物の人間になりたいという思いは相変わらずだったが、同級生みたいにはなりたくない。みんながレースのブラウスを着てローファーを履いているのを尻目に、私はパレスチナの布を巻き、ラップランドのブーツを履き、コーデュロイのパンツとダッフルコートに身を固めていた。私は男物の服が大好きだった。そこらのおじいさんが着るような、本物の男物を着た。そうでなければ、男物の服を着た。何も、こちらから人を挑発するつもりだったわけではないが、人にはそう見られたし、私もそう思わせておいた。どこにも所属しないという私の姿勢が外からもはっきりわかるなら、ありがたいことだった。

とにかく、こういった方針は、自分の中でもしっくりくるものだったし、周囲の生徒たちからある程度の尊敬を勝ちとることにも役立った。私は以前よりも、強面で近寄りがたい印象を身につけたため、誰も口出しをしなくなった。私のことをひそひそとささやく者もいなくなった。私が何ごとにも超然としていて、人気にも流行にも無関心なので、みんなは感心しているらしかった。クラスの流行を左右する人気者の生徒たちまでが、私にだけは一目置くようになる。みんなが私のことを少しばかり怖がっていることには気がついていなかったが、無視してもらえるので満足していた。また、同じ無視されるにしても、今の方が、自尊心が傷つかないことにも気がついていた。いじめられていたころに比べたら、学校で過ごすのはずいぶん楽になった。今では、私をいじめる勇気のある者など一人もいなかった。

私には、政治のことはわからない。でもそれは、主義主張を掲げて徒党を組むのが性に合わず、また世界情勢を知らないせいだった。純粋に知的な意味でなら、自分なりの価値観ははっきり持っていた。あえてどちらかにつけと言われれば、保守派ではなかった。他の生徒たちが、両親の価値観を途中経過も理解せずそのまま受け継いでいる姿は、ひどく幼稚に思えた。私は両親とも親しくなかったし、他に影響を受ける大人もいなかったので、私の意見はいつも、自分で考えたものだった。誰かに同調して、その人の意見をそのまま信じてしまう人々、他の誰かの考えかたを借りて自分のアイデンティティを形成する人々を見ても、なぜそんなことができるのか不思議だった。私のアイデンティティは常に明確で、誰のものともつながりはなかった。

このころになると私は、この世の不正や矛盾をさまざまな立場から検討し、分析するようになった。そして、自分がどの倫理観、どの価値観を支持するかは、自分の考えで決めた。だから、同級生と議論になると、誰も私に勝つことはできなかった。議論を自分からふっかけることは決してなかったが、巻き込まれたら負けなかった。意見を主張している人物と意見そのものを混同することもなく、誰のことも公平に扱ったから、議論に勝とうとして個人攻撃に出る人は、子どもっぽく見えてしまうことになった。私はいつも、考えた通りのことを、正確に口にした。でもたいていは、他人は黙ってやりすごし、こちらからも無視するのだった。

同級生に比べれば、大人の方がまだ話しやすかったが、私の周りには、話し相手になってくれる大人はあまりいなかった。話好きな大人はときおり現れたものの、それは必ず、不幸を背負った、傷ついた人々ばかりだった。私は言葉づかいが大人びていたし、いくらでも黙って聞いていることができたから、まるで大人のように見えたのだろう、よく大人の愚痴を聞く役回りになった。

私は、ひどい目にあってきた大人たちのごみ箱だった。それはもしかしたら、私なら聞いたことを誰にも話さないのがはた目にもわかったせいかもしれない。私には、噂話をしたいとか、告げ口をしたいという欲求がない。競争心もなければ、人に勝ちたいという本能もない。だから、秘密を打ち明けるには安心だったのだろう。私は聞き役として利用され、搾取されていたのだろうが、そんなことには気づきもしなかった。

聞き役になるのは好きだった。話すより楽だったし、人間というものについて知るにはいい機会だった。人の行動には、どんな理由が、どんな目的があるのか？　その行動は、本当はどういう意味なのか？　私は、話を聞き、あれこれ考えた。そして一方で、自分は何も言わなくても、相手の役に立てるのだと感じていた。

ただ、いくら聞くのが好きだといっても、母の話だけは、これっぽっちも聞きたくなかった。でも、こちらに聞く気があろうとなかろうと、母はお構いなしにしゃべり続ける。私は今に死んでやる、もう生きていたってしょうがない、今にわからせてやるからな、みんなひどいやつばっかりなんだ、いつもひどい目にあうのは私なんだ……。

毎日、学校から帰ると、私は玄関の前に立って考えた。今日こそ母はやったのかもしれない。ドアを開けたら、母が倒れて死んでいるかもしれない……。鍵を開けながら、毎日そう考えた。私はよほどひどい人間なのに違いない。だって、母が死んでも、そんなに悲しくならないだろうから。でもきっと、死体は気持ち悪いと思うだろう。母はぶよぶよしていて、あんなにむくんでいるもの。

母が死んでいても、私は触らないだろう。映画の中では、遺体の目が開いたままになっていたら、手で閉じたりしているのを見たことがある。でも、私だったらやらないだろう。

母が死んでいるのを見つけるなら、私一人のときがいい。そうしたら、誰にも見られずにすむから。私が悲しんでいないのを、誰にも見られずにすむから。たぶん、私は警察に電話するんだろう。完全に死んでいて、間違えようもないから、救急車は呼ばなくていいだろう。待っている間に姉が帰ってきては困る——姉に見られたら、私が悲しんでいないのを見て、怒るだろう。どうして私は、ケルスティンみたいに母のことを心配になれないんだろう。絶対、私には何か悪いところがあるに違いない。

私は鍵を開けると、いつも思った。今日こそ、終わりかもしれない。もしかしたら、母が死んでいるかもしれない。

でも、母は死んではいなかった。母はただ、日に日に人間らしさを失っていった。ときには、私が帰ってみると、火が小さくなっていることもあった。それでも、私の手に余るようなことは一度もなかった。ある日は、電気コンロが全部つけっ放しになった上で、ピザの箱が燃えていた。わざと火事を出す気だったのか、それとも単にわけがわからずにやったことなのか、それはわからなかった。私はバケツの水をかけて火を消すと、窓を開けた。アパート中に、ボール紙の焦げた臭いが充満していた。私はうんざりして、落ちこんでしまった。もうこんなこと、終わりにしたい。死なんか怖くはなかった――自分のであろうと、他人のであろうと。だって私はずっと前から、自分の内部に、小さな死のかけらを一個かかえて暮らしてきたようなものなのだから。世界を閉め出して、周囲と切り離されてしまうというのがどんなことか、私は知っているのだから。それは、死の予告編を見ているようなものではないか？

母は今や、生ける吐瀉物となって、私がどこへ行こうとつきまとってくる。私は母から自由になりたかった。もう楽になりたい。自分自身に戻りたい。静かに、一人でいたい。

私は惨めだった。この世界は奇妙なことばかりで、理解できないから。この世界では、何をすればいいのかわからないから。たまに、自殺について考察してみることもあったが、それはどうしても、頭で考えるものでしかなく、何か超然とした考え方しかできなかった。これ以上生きていたいとも思わなかったが、そのことについても、これといった感情は見つからなかった。生死に関わる感情、生きたいという意欲が本来あるはずの場所が、空っぽになっていたのだろう。本当に死にたいのであれば、それなりの行動を起こす気にもなるだろうに、それさえもなかった。生きたいという意志もないのに、死のうという力もない。私はただ疲れて、空しかった。

父からは完全に連絡が途絶えていた。最初のうち、離婚したばかりのころは、何度か家に物を取りに来たことがあったのだが、それが片づいてからは、ぱったりと来なくなった。姉や私に会いに来るなどという発想は、全く思い浮かばなかったらしい。父にとっては、他人とはいつも、取り換えのきく存在だった。そして父はいつも、そのときそのときで自分により大きな利益を与えてくれる相手を見分け、乗りかえ続けた。

そしてその数年後には、父はこの奥さんとも正式に離婚し、もっと条件の良い、別の家族に乗りかえた。それまでの数年間、父はいわば重婚生活を送っていたのだ。別の町で新しい家族を築き、ある日突然、二番目の奥さんのところに現れて、離婚を迫ったという。「君が別れたいと言い出す前に、ぼくから別れることにしたんだ。ぼくも自分のことを考えなくちゃいけないから」というのがその言葉だった。

二番目の奥さんは、父のあまりの冷たさにすっかりショックを受け、私たちに電話してきた。そして、そのとき電話に出た私に、ありったけぶちまけた。私はただ聞いていた。ほとんど何も話す必要はなかった。

人の話を聞いているときの私の応対ぶりは、とても大人びて聞こえた。それに私は、そこに座れと言われれば、どこにでも座るし、いつまでも動かない。愚痴をたれ流すには、うってつけの相手だった。忍耐は無限だし、途中で退屈することもない。父の奥さんがうちへ来てくれというので、私は行った。私は、自分は人の役に立っていると感じた。少なくとも、私でも役に立てる相手がいるのだと感じた。

父の二番目の奥さんもそうだったが、大人になぐさめてもらうことのできない大人たちは、「この子は大人びているから、大人扱いしたって構わないだろう」と考えて、私をあてにするのだった。私がじっと聞いていると、彼らはだんだん——少々アルコールが入っていたりすると特に——話しにくかったことも話し始める。レイプ、暴力、戦争体験。これまで誰にも話したことがなかったことまで話し始めるのだ。どういうわけか、私がいると、彼らは気分が落ちつくらしかった。もしかしたらそれは、私が何を聞いても動揺しないし、驚きもしなかったせいかもしれない。

こうして大人の話を聞き続けて、一五になるころには、私はもはや、すべてを聞き、すべてを見てしまったような気がしていた。

13. ドラッグ、アルコール、セックス

私には、仲間が必要だった。一人でいるとき、横に誰かがいるだけでもいいから、何らかの形の仲間を必要としていた。

家にはいたくなかった。家では、母が爬虫類の時代へと退化をとげつつある。そんなもの見たくなかった。

私には、どこか行く先が必要だった。そしてそのうちに私は、ハシシを吸う人たちとの間に、私の求めていたつき合いを見つけた。紙巻きのマリワナなりハシシを詰めたパイプなりが回されている間は、黙って座ったまま自分の中に入りこんでいても、誰も不思議に思わない。話しかけられることだって、ほとんどない。せいぜい、パイプを回すときに、短い言葉が発せられるだけ。

「わあ、あの子、キマったみたいじゃない」

「ずいぶん調子良さそうじゃん」

それだけ。あとは放っておいてもらえる。返事をする必要もない。

私がハシシやマリワナを吸うようになったのは、一つには、他人と一緒にいながら、同時に一人でもいられる権利を手にするためだった。また、ぼんやりとではあるが、別の思いもあった。私にも――取り替え子の、醜いあひるの子の私にも、同類がいるのだろうか？ 彼らみたいなのが、私の本来の姿なのだろうか？ これが私の種族なのだろうか？ ふたを開けてみたら、彼らは同類ではないことがわかったのだが、それでも彼らと一緒にすごし、同類のふりをしているのはとにかく楽だった。

それに、いろいろ苦手なことをごまかすのにも、ハシシは恰好の口実になってくれた。ただ、ハイ

になっていると、口実はできる代わり、苦手なことはますます苦手になってしまうのが難だったが。たとえば、私はもともと、動いている物のスピードや距離を判断するのがへたなのだが、ハシシを吸うと、それがますますひどくなってしまう。それでも、たとえ道路の横断に普段より一五分よぶんにかかろうと、きっとハイになってるせいだと自分に言い聞かせることができる。その方が耐えやすかった。道路を渡るのは、どうせ普段から苦手だったのだという事実に、目をつぶることができた。こうして私は、別の人間になることができた。わかりやすい人間になることができた。もう、説明のつかない人間ではなくなった。「あれを吸ったから、こうなった」——実に明快ではないか。

それに、他人から見て変なふるまいをしてしまったときも、ハシシのせいにできるのはありがたかった。いざとなったらそう言えばいいと知っているだけで、たとえ恥をかいても耐えやすかった。

そんなわけだったから、孤独だった私は、ハシシを吸う回数がますます増えていった。どこかの植え込みの中に座りこんでパイプに火をつける。そして、ハイになったまま、一日じゅう一人で歩き回るのだった。

みんなは、ハイになった状態で、遊んだりふざけたりしていたが、私には何が楽しいのか少しもわからなかった。みんなは車座になって座っている。くすくす笑う。音楽を聴き、お菓子を食べる。音楽を肴に、多幸感を楽しんでいる。でも私はただ、放っておいてほしかった。そして、みんなと同じパーティーに行き、みんなと一緒に地下鉄の駅でたむろしていたけれど、決して彼らの同類ではなかった。

みんなの子ども時代や家庭環境も、私のとは違っていた。私のような育ちかたをした者などいなかった。父親が首を吊ったという子、兄がピストル自殺したという子、姉が刑務所に入っているという子。彼ら自身も、虐待されていた子、教護院帰りの子、保護観察中の子。母たちにしても、アルコール依存だったり、薬物依存だったり、失業中だったり、売春を生業にしていたり、生活保護を受けていたりとさまざまだった。中には、里親の元から家出してきた子もいた。誰からも見捨てられている子もいれば、警察と社会福祉事務所の双方から追われて逃げ回っている子もいた。

　ここでは体面をつくろわなくてもいいし、みんなが本音で話をしていたのは救いだった。母のアルコール嗜癖も、ここでなら普通に思えた。それでもやはり、私はどうしようもなく中産階級育ちで、みんなとは違っていた。外国語を覚えるのが上手な私は、彼らの言葉遣いも簡単に覚えることができたが、彼らが私の言葉を覚えることはないのだから、あくまでも一方的な関係だった。

　みんなとつき合うのは楽なことではなく、私は、ただ黙って、何となく一緒にいるだけのことが多かった。そして、ここでもやはり、無口な上に人を小馬鹿にしたような私の態度は、みんなに強烈な印象を与えることになってしまった。私は、一方ではおとなしくて出しゃばらない子にも見えたし、一人だけ良い家の子でもあった。ところが、やることはむしろ正反対だった。自分の身体のことなどお構いなしだったし、死ぬことなど怖いと思っていなかった。手に入る薬は何でも平気でやってみたし、酒量も男の子並みだった。

　男の子の世界のつき合いかたは、比較的楽だった。男の子は女の子のように腕を組んだりべたべたしない。それでも、そんな男の子たちの関係でさえ、私の規準から見たら、あまりにも結びつきが強かった。みんな傷ついた、薬浸りの若者たちだというのに、仲間意識はとても濃かった。おかげで私はいつもぴりぴりしていなければならなかった。

　私には一生の望みが二つあった。一つは自分を理解することであり、一つは本物の人間になることだった。一つめはまず不可能に思えたので、私はもう一つに賭けた。本物の人間は正常なはずだ。私は正常になりたかった。正常になるためには、他人との間に関係を結ばなければならない。ここで私は、セックスは使えるということを発見した。私は誰とでもセックスすることができた。相手とあまり親しくなる必要がないからである。

私にとってセックスとは、人と関係せずに人間関係を手にする手段、私の生活をより正常に見せるための手段となった。確かに破滅的な方法かもしれないが、本物の人間らしい気分を感じるためなら、それくらいの代償を払うつもりはあった。

不良グループの中にあってこのような形でセックスを利用するのは、難しいことではなかった。私のいたグループは、ほとんど男の子ばかりだったのだから。たいていは、女の子は私ともう一人だけだった。もう一人の女の子は、「乱れない子」という役割を選んでいた。金髪の美人で、誰もが憧れるが、誰のものにもならない。パーティー好きで、酒もドラッグも人一倍やるのに処女を守り通している。そんな子だった。彼女のやりかたは、破滅的ではあったが優雅だった。そんなわけで、「誰とでも簡単に寝る子」という役回りにはちょうど空きがあった。そして、自分の身体を使って、優雅にならずに破滅的にふるまえる場所にいたのが私だった。そして、この方法でなら、口を開かなくてもアイデンティティを手にすることができた。

仲間たちの間でアンフェタミン――「ジャンク」とよばれていた――が出回りはじめたが、ビールとマリワナがあれば十分だ、そんな物までやることはないと言って手を出さない者も多かった。私はろくに考えもせず、すぐに試してみた。どうせ百年後には全員死んでるんだから同じことよ。私には失うものなど何もなかったのだ。

年上の少年たちの中には、そんな物やっちゃ良くないと警告してくれる者もいた。不良集団では、先輩たちは、年下の子をそそのかして薬を教えこむどころか、心配するのが普通だったのだ。でも、先輩たちの気遣いは私の耳には入らなかった。私は大量のジャンクをやった。鼻から吸うか、水に溶かして飲むかどちらかだった。静脈注射などという方法があるなんてことはまだ知らなかった。

でも結局、ジャンクは私向きのドラッグではなかった。私は他のドラッグなら比較的少量でハイになれるのに、アンフェタミンだけは、相当大量に摂らないと少しも効かなかった。これでは高くついてしかたがない。それに、アンフェタミンというのは本来、社交向きのドラッグなのだ。自分の内にひたるためではなく、みんなと一緒に楽しく遊ぶための物だから、私の目的には合っていない。だから、アンフェタミンにはあまり魅力が感じられず、だんだん手を出さなくなっていった。

そのころ、母方の祖父母が亡くなり、母は多額の遺産を相続した。これで母は、アルコールと薬を買う金には不自由しないことになった。

私にとってはまだ、金銭はひどく抽象的で不可解な概念だった。母が本当はかなり裕福だということにも気づいていなかったし、それだけの金額を嗜癖のために浪費するのはもったいないことだということもわからなかった。また、母が遺産を相続しなかったら、福祉が介入してくれて、私たちの生活も変わっただろうにという発想もなかった。確かに母はもう働いていないのだから、遺産がなかったら家賃を払えなくなっていたはずなのに。

今では、家で誰かが料理をするということはなくなり、食事はめいめいが自分で何とかしなくてはならなかった。一五歳になっていた私は、駅前の屋台でホットドッグを買って食事にしていた。お金は母のハンドバッグからくすねた。

姉ももう、体面をつくろうことはなくなっていた。つくろおうにも、そこには何も残っていなかったのだから。

さて、母が相続したのは、金銭だけではなかった。祖父母はかなりの量の家具と美術品を持っていた。ある日のこと、家には私と母しかいないときに、呼び鈴が鳴った。母は例のごとく泥酔して部屋に閉じこもっていたので、私がドアを開けた。外には男が二人立っていて、運送会社の者だという。二人は祖父母の家にあった家具を残らず運んできたのだ。荷物が来るなんて、私は少しも知らなかった。

男たちは次々と荷物を運んでくる。アパート中がいっぱいになりそうな量だった。どこに置きましょうかときかれても、私にはわからなかった。しかたがないので、何もかも重ねて積んでいくしかなかった。仕事が終わると支払いを求められたが、私はお金を持っていなかった。

「母を起こしてこないといけません」私はそう言って、母の部屋のドアを叩いた。

「死んじまえ！」中から怒鳴り声がした。

でも、それきりだった。私はもう一度ドアを叩いた。

「お母さん、起きて！」

「お前なんぞ死んじまえ！」母がわめいていた。

運送会社の男たちは隣の部屋で待っていた。私は二人に何と言っていいかわからなかったが、向こうから、先に昼ご飯を食べに行くから、一時間したらまた来ますよと言ってくれた。

一時間後、私はまだ母からお金を受け取ることができずにいた。とりあえず請求書をもらっておくという手があるなんてことも思いつかなかった。運送会社の人たちが帰ってきた。私は最後の力をふりしぼるようにしてドアを叩いた。

「お金をくれないと困るの」

今度は、何やら母が動いているらしき物音が聞こえた。

「全く、そこまで言われちゃあ、くれてやらないわけに行かないようだねえ」

　私は待っている二人の方を向いて、母は今まいりますと言った。そのとき、母が部屋から出てきた。素っ裸で、気の抜けた酒の臭いがして、恐ろしく汚らしかった。片手には、金種もばらばらな紙幣をわしづかみにしている。まるで、床に落ちていたのをそのまままつかんできたという感じだった。

「金がほしいんだって？　これでいいんだろう、汚らしい吸血鬼め」

　ろれつの回らない声だった。廊下に見知らぬ男が二人立っていることなど、気にもとめていないようだった。

「持って行け、この欲張りの、商売女め」

　母は叫びながら、私に札を投げつけた。高額紙幣の雨が、私の頭上に降り注いだ。

　こんなことがあるはずがない――こんなものが現実であるはずがない。私にはわからなかった。あまりにも非現実的に思えた。髪の毛にも、服の布地にも高額紙幣をはりつけたまま、私は廊下に立ちつくしていた。裸の、汚れきった母。顔をそむけている男たち。とても現実には見えなかった。何を言えばいいのか、何をすればいいのか、わからない。すべてが気味悪く、胸が悪くなりそうだった。

　私は床から紙幣を何枚か拾い、男たちに渡して帰らせた。同情の言葉なんかかけられる暇は与えたくなかった。この人たちは、母とも、私とも何の関係もない。二人は、やっと帰れるので救われたようすに見えた。

　私は、紙幣を投げつけるというのがどんなに無礼な動作であるか、全く知らなかった。商売女という言いかたが人を侮辱するのに使われるものだということも知らなかった。私には、そういった象徴的な意味を解読するセンサーがそなわっていなかったのだから。それに両親は、もともとあの種のことはときどきやっていたのだから。確かに、知らない男たちの前であんな目にあわされるのは苦痛だったし、不愉快だった。でも、不愉快に感じながらも、やはりその意味はわかっていなかった。もしかしたら、私が無事に生き残れたのは、この無知のおかげと、それに、生まれつき自分の中に逃げ込む能力に恵まれていたおかげなのではないだろうか。

私が無知だったのは、そういう場面だけではなかった。基本的な、日常生活のスキルも身についていなかった。成長するにつれて、私は苦手な作業を避けて通ることを覚えた。でも、避けるという作業自体にも、大変なエネルギーが必要になってしまう。ありとあらゆることを頭で考えて工夫し、慣れないものが近づいてきたらすぐに避けられるように、常に一歩先を読もうとして気を張っていなければならないのだから。

私は、なぜ自分がいつもこんなに疲れているのか知らなかった。毎日の生活が、迷路に閉じこめられたようなものだった。複雑な道をひとつ通りぬけたかと思うと、また次の道があり、決して出口が見つからない。そんな感じだった。苦手なことを避けて回るのに必死だったので、障害があることにも気づかなかった。ことの次第を把握しようと、いつでも必死だった。自分にはわからないことを理解しようと、いつも全力をふりしぼっていた。そのためには、自分の持っているエネルギーを全部使っても、どうせ足りはしなかった。だから、なるべくそのときそのときを無事にやり過ごそうとしていた。

人と会話をしていて、どうも話が通じなくてぎくしゃくすることが多いというのには気がついていた。でも理由まではわからなかった。

誰かに「お元気ですか」ときかれると、自分も「あなたこそお元気?」と言わなければならないことがわからず、ただ「はい、元気です」とだけ答えてしまう。自分は今「はい、元気です」以外にも何か言わなければならないというのが読みとれないのだ。私には、こういう会話の感覚というものがなかった。だから、言わなければならないことは自分から先に言ってしまう方が楽だ。そう思っていた。会話のキャッチボールを続けるのは難しいし、いつ発言すればいいかのきっかけを見分けられず、疲れてしまう。だから、本当はもっと言いたいこともあり、相手のことを気にかけてもいるのに、実際以上に無関心に見られてしまうことが多かった。

あるいは、遠まわしな言いかたで質問をされると、話がそこで止まってしまうこともあった。「お電話番号をおうかがいしたいと思いまして」などと言われると、良くても「あ、はい」しか言えなかった。〈その人が電話番号をききたがっている〉というのは単なる言明にすぎないと思ってしまうので、私がその人に電話番号を教えなければならないとは気づかないのである。

短い沈黙の後、相手は言い直す。

「お電話番号をうかがってもいいですか?」

「いいです」

私から見れば、これは論理にのっとった、完璧な返答だった。質問されたから、それに答えたのだ。ところが、またしても沈黙が続く。こうして、ついに私にもわかる質問が出てくるまで、つまり直接的な質問「お電話番号は何番ですか?」が出てくるまで、私が電話番号を言うことはなかった。人々が実際に口にする言葉と、言わんとしているメッセージが違うなんて、私には思いもよらなかった。「お電話番号をおうかがいしたいと思いまして」というのが、まさか「お電話番号は何番ですか?」の意味だなんて、考えてもみなかった。でも、何が悪かったのかはわからなくても、何かがおかしいことだけはわかった。会話がかみ合わなくなり、おかしな沈黙がたくさん割り込んできたことだけはわかった。

社交辞令やお礼など、内容よりも、場面に応じて言わなければならない語句のやりとりも不可解だった。これでは、礼儀知らずという印象を持たれてしまうことになる。たとえば、「よそで食事を出されたら、ごちそうさまでしたと言わなければならない」ということは覚えたものの、いつ言い出せばいいのかがつかめない。だから、言えなかったら大変だと思って、食べている真っ最中に言ってしまったこともあった。逆に、すっかり忘れて、言えずじまいになることもあった。

それに長い間、「よそで食事を出されたら」というときの「食事」とはどこからどこまでをさすのかがわからず、不安でしかたがなかった。食べるものなら何でも食事だろうか。りんごをもらったときも、「ごちそうさまでした」でいいのだろうか？

「食」事というくらいだから、それはきっと「食べる」もののことだろう。では、「食べる」ものとは何だろう？　ソーセージは食べるし、肉も食べる。ではスープは？　スープは飲むものではないのか？　スープが食べものに当たるなら、お茶だって食べものかもしれない。でもスープには具が入っている。ではおかゆはどうだろう？　食事とは何なのか、それさえもはっきりわからないというのに、「ごちそうさまでした」を間違えずに言うにはどうしたらいいのだろうか？

食卓で困るのは、あいさつだけではなかった。私はものの食べかたもへたで、ゆでジャガイモの皮をむくことができなかった。むきかたを知らないため、学校給食でジャガイモが出ると、皮つきのまま食べていた。給食で出るジャガイモの皮には、たいていざらざらした不味い部分があるので、誰も食べる者はいなかった。誰かに、あら、皮ごと食べてるのと言われると、私は決まって、皮ごと食べた方が身体にいいのよと言うのだった。

学校には友だちはいなかったから、給食はたいてい一人で食べていた。ところがある日のこと、私が食堂で腰を下ろすと、同じクラスの女の子が一人近づいてきて、同じテーブルについた。その日は食事を始めるのが遅かったため、食堂には私たち以外、ほとんど誰もいなかった。その女の子は、クラスこそ同じだが、よく知らないし、ろくに話をしたこともない子だった。

「あら、ジャガイモむけないのね」とその子は言った。

事務的な、何の含みもない口調で、私は何も答えなくてすんだ。彼女に指摘されても、どうということはなかった。少しも辛くなかった。

「こうするのよ」彼女は私の両手をとって、最初から順番に、一段階ずつ、やらせてくれた。

その子はすぐに忘れてしまっただろうが、それは、私にとっては決定的な瞬間だった。私が何かを「できない」のだということに誰かが直観的に気づいてくれたのも初めてなら、どんな方法で教えられたら私にもわかるのかを見抜いた人も初めてだった。彼女に教わってみたら、ジャガイモをむくのはそう難しくないことがわかった。これまで覚えられなかったのは、いつも口で説明してもらっていたからだった。私は言葉で聞いても、目で見てもだめで、一段階ずつ、自分の手でやってみないと覚えられないのだということがわかった。

もちろん、そのころの私ときたらできないことだらけで、ジャガイモのむきかたなどよりずっと深刻な問題は山ほどあったが、少なくともこれで、まずい皮は食べずにすむことになった。親しげに近づいてこられたのには驚いたが、それでも嬉しかった。

急な変化や予想外のできごとに対応するのはまだ苦手だったが、このころになると、もう儀式行動はしなくなっていた。決まった道順を通らないといけないこともなかったし、特定の物に触らずにいられないということもなかった。儀式行動らしきものの名残といえば、喉の奥で咳払いのような声を出すのがやめられないということくらいだった。

この声は、咳払いと、物を飲み込む音の中間のような声だった。小さいときはこの種の声を出していても自分で気づかなかったものだが、このころになると、自分でも気がついていたし、やめられないので悩むようになっていた。

ただ、強迫的な癖とはいっても、実は、この声にはちゃんとした理由もあった。私はときどき、何かを言おうと思っても言葉が出てこなくて話せなくなることがある。だから、こうして小さな声を出していれば、自分にはまだ声があるんだと確認することができた。

自分がなぜときどき周囲の世界と切り離されてしまうのか、話しかけられても返事をしないことがあるのはなぜなのか、私はまだ知らなかった。ただ、そうなることがある、という事実を知っているだけで、理由は知らなかった。ときおり、自分の神経系と連絡を通わせるのに失敗してしまい、声を出せという命令が通じないことがあると、それはあたかも、声がなくなったかのように感じられる。だから私は、いつか二度と口がきけなくなる日が来るのではないか、もう誰とも話ができなくなるのではないかと恐れていた。小さな咳払いのような声を出し続けていたのは、そのせいだった。声がまだあるのを確認して、自分を安心させたかったのだ。また、もしかしたらその声は、神経系を活性化させておき、自分の中へとすべり落ちて行かずにすむためにも役に立っていたかもしれない。

学校で保護者会などがあると、私は自分で出席した。これが理にかなっていると思えたし、不都合など少しも感じなかった。両親など私とは関係ないのだし、来てくれなくては困るなんて考えてもみなかった。ただ、他の生徒の親たちに囲まれて順番を待っていると、ときどき、居心地の悪い立場に立たされることはあった。誰かに何か言われても、私は無視していた。両親が来ていない理由について、わざわざ嘘を言う必要はなかった。私が黙っていても、大人たちは、私の代わりに勝手に答えを出すのが好きなのだから。みんな、自分で質問しておいて、自分で気に入った返事を思いつき、満足するのだから。

私はその気になれば、他人の存在や他人の言葉を、すうっと受け流すことができた。ちょうど、風が私の身体の中を通りぬけて、髪の毛一つ乱さずに過ぎていくように。あるいは、皮膚を全く濡らすことなく、波が私を洗っていくように。誰かの言葉がまさに接触しそうになるその瞬間、自分の身体の密度を変えるだけでいい。でもそれは、いつも自分の意志で選択していたというわけではない。だから、辛い感情から身を守る方法としては使えなかった。それは単に、謎をかかえ込みすぎて疲れてしまわないよう、感覚系を保護するための方法にすぎず、自分や他人の感情から身を守るために役立つわけではなかった。

さて、それまでも体育の授業は常に大変だったが、ここに来て、単に大変というより、ひどく屈辱的なものになってしまった。体育の先生が善意のつもりで思いついた方法が、仇になったのである。そもそも私は、できなければならないとされている課題が何一つできなかった。それ以前に、自分の身体の各部位がどうつながっているのかが知覚できていないし、動くときには身体をどう使えばいいのかも理解していない。それがわからないのに無理をしてやみくもに動いたのでは、怪我をしてしまうだろう。それが直観でわかっていたから、やろうという気もなかった。

ところが、体育の先生は若い人で、できの悪いかわいそうな生徒たちのためにすばらしい方法を考え出したつもりになっていた。そのすばらしい方法というのは、毎回、生徒の中から二人ずつを指名して、誰かその日の課題ができない生徒がいれば、その二人に手伝わせるというものだった。「誰か」というのはいつも私だった。クラスの中には、ときどき何かの課題ができない生徒もいたが、常に、すべての課題ができないのは私一人だった。

私はひどく情けなかった。それはまるで、私は本当は身体障害者なのに、みんなが示し合わせて、私が障害者ではないふりをしているような感じだった。他の生徒に手伝ってもらわなければならないというのは、恥しかった。それまでだって体育はいつも苦痛だったが、それにもやっと慣れたというのに、今度は他の生徒に手伝ってもらうなんて、どうしようもなく屈辱的だった。

他人の善意に耐えるのは、精神的に難しいことだ。嫌悪や怒りよりも、処理が難しかった。他人の善意から出た行為は、必ず何かが間違っていて、苦痛だった。私の本当の問題に気づいてくれる人などいなかった。

私は思いつく限りの方法を試してみたが、それでもだめだとわかったので、結局は拒否するしかなかった。授業にはもう参加しない。それでも、休みはしなかった。着替えもせず、ただ授業の行なわれる場所に行き、座って見学した。先生はひどく気を悪くした。自分はこの子のためにこんなに手を尽くしたのにと思っていたのだろう。そして、自分は理解ある教師だ、昔風のスパルタ教師とはわけが違うと思っていたのだろう。自分は民主的な雰囲気を持ち込んだのだ、優勝することではなく、参加し、努力することにこそ意義がある、そんな授業環境を作ったつもりでいたのだろう。

でも私には、自分がなぜこうも不器用なのか、説明してくれる理論を持っていなかった。提示できる理由を持っていなかった。私は、不器用ではないはずということになっているのに不器用で、わけのわからない生徒だった。この先生の方法は、私には何の役にも立たなかった。

先生から見ると、私ができないのは今や、自業自得ということになってしまった。人に手伝ってもらわなければならないのは私の責任ではないにせよ、せっかく手伝ってくれるというのに拒否するのは私の責任なのだから。先生はすっかりむきになってしまい、もはや私のためではなく、教師としての自分の評判のために、私を参加させようとするのだった。でも、私には何の効果もなかった。私は、拒否するとなると完全に拒否する。どんな条件を持ち出されようと、零点をつけると脅されようと、私は聞いてさえいなかった。自分の心身を、つかみどころのない物質に変えて、すべてを受け流す。

それはもはや名人芸の境地だった。

このころになると私は、大人に何か言われそうになると、一瞬先に気づくことが多くなった。大人が「ちょっと待ちなさい」と言おうとして、あるいは何か話しかけようとして息を吸うと、たちまちその気配を察して、相手が言葉を発する一瞬前に、すっと逃げてしまう。他の分野ではタイミングをつかむのがへたな私なのに、このことに関してだけは、タイミングのつかみかたを覚えることができた。大人のかすかなため息。息を吸う音。私の方へと一歩踏みだした足の向き。それはどれも、大人たちが心の準備をするための動作なのだ。髪をなでつけてみたり、わずかに眉をひそめてみたり、咳払いをしたり。それは、何かやっかいなものに――つまり私に――立ち向かおうとするときの合図なのだ。私は、まるで彼らの思考を読みとりでもしたかのように、大人が私の肩に手を置こうとしたまさにその瞬間、すっと自分の身体を気化させてしまうのだった。

14. 母と見た地獄

中学校もこれで終わりだ——そう思うと救われる思いだった。これからどうなるのかは皆目わからなかったし、さほど興味もなかった。

もう中学に行かなくていいのは嬉しかったが、それでも私は高校入学の手続きをした。私は本当に勉強がしたかったのだ。勉強したいという気がまだ残っていたとは驚きだった。ただ、これからまだ三年も学校という場所ですごすなんて、いったいどうなることやら、想像もつかない。とはいえ、これまで九年間も苦しみに耐え抜いてこられたのだ。これ以上ひどくなるなんてことがあるだろうか？

ケルスティンは卒業試験を受けてしまうと、すぐに家を出た。それも、家から少しでも離れようと、イタリアへ行ってしまった。そんなわけで、私は母と二人きりで家に残されることになり、家での生活はどんどんひどいものになっていった。姉が家にいる間は、母も多少は自分を抑えるということがあったのだが、今やそのタガが外れてしまった。母は、私のことを怖がっていたのだ。

どこか心の深いところで、酒も薬も届かないどこか奥底で、母は私を怖がっていた。どんなに強く働きかけても、私があまりにも無関心なので、それを怖がっていたのだ。でも私は、そんなことに気づいてはいなかった。私は独りぼっちで、無防備で、ただ頭から侮辱の言葉を浴びせられているばかりだった。憎しみや軽蔑といったもののメカニズムについては、私は全く無知だった。人というのは、誰か嫌いな人がいたら、その人には単に近寄らず、無視するものだと思っていた。けれども母は、私に思いきり悪意をぶつけてくる。

「お前は本当に汚らしくて、むかむかするよ。お前なんか欲しがる男はいないさ」そう、母は言うのだった。

母は私をこづき回したり、べたべたした手でひっぱたいてきたりする。一人になろうと思うと、自分の部屋に母を入れないよう、がんばっていなければならない。これではまるで、家の中に大きな動物でもいるようだった。

「お前みたいなブスに男なんか見つかるもんか、このデブの公衆便所めが！　自分は頭がいいと思ってうぬぼれているんだろう、生意気なクソ餓鬼のくせに。どこへでも行くがいいさ、どうせ誰にも相手にされるもんか」

私は努めて相手にならないようにしていたが、返事をしないでいると、母はいつまでも続ける。

「お前なんかただのろくでなしだよ。デブで、ブスで、ろくでなしだよ」

どうしたらいいのかわからなくなると、私は着替えて外に出ることにしていた。とにかくその場を離れたかったのだ。でも母は、私が着替えている間も休みなくわめき続けている。

「いいさ、いいさ、行けば思い知るだろうよ、お前みたいなブス、誰が相手にするもんか。こんな情けない、デブの一六の女なんて、誰が欲しがるもんか。思い知るがいいや。お前みたいな恩知らず、助けてなんかやらないからな。出て行って、道で寝るがいいや」

ドアを閉めても、後ろからまだ聞こえていた。

「その顔で男が見つかるとでも思うのか！　このデブのあばた面！　見るだけでむかむかするよ！」

母はひたすら言い続け、きりがなかった。私は毎日毎日、それを聞き続けた。私がどれほど醜く、いやらしいかを、朝から晩まで聞き続けた。いくら聞いても、それがどれほどの侮辱なのかは、把握できなかった。母にこれほどの言葉を言わせる感情というものが、私には理解できていなかった。それでも、具体的な意味内容だけははっきり理解できる。こうして罵られるのは母に意識があるときだけのことなので、私は母が酔いつぶれているときの方が好きだった。

私はとにかく、早く家を出て、一人になりたかった。大人になって、引っ越して、何も口出しされずに生活したかった。同じ一六歳の他の人たちは、違う生活をして、違う夢を持っているなんて、想像したこともなかった。一人になりたい。そして、本物の人間になりたい。それだけだった。

母に対しては、普段は、無関心さを隠そうともせず、肩をすくめてその場を去るのが普通だった。それでもときおり、私は理屈で母に立ち向かうことがあった。母が、生きているのはうんざりだ、もう死んでやると言うと、私はベランダに通じるドアを代わりに開けてやり、平然と「はいどうぞ。飛べば」と言うのだった。

母が死んだら楽になるだろう——血が出て汚れるし、多少は不快だろうが、それ以上に楽になるだろう。母を憎んでいたわけではない。憎めるほどの感情さえ感じていなかったのだから。ただ、母が死んだら、それが一番シンプルだと思ったのだ。だって母は死にたがっているではないか？ 自分でそう言っているではないか？ それにちょうど私も、そっとしておいてほしいし、母から逃げたいし、一人になりたいのだから。こんな無為な人生を、いやいや送ったってしかたがないだろう。だから、本当に死ねばいいのだ。ずっと前から予告し続けている通りに、自殺すればいいのだ。そうすれば生活は平穏になるのに。

でも母は死ななかった。ベランダから飛び降りることもなければ、薬を全部まとめて飲むこともなければ、地下鉄に飛びこむこともなく、ただ口先で、死んでやるとくり返すばかり。どうしてこの人は、口で言うことと、内心で思っていることが違っているのだろう？ 私にはどうしても理解できなかった。

とにかく家を出なくてはという思いは、ますますつのっていった。高校が始まる時期になったときには、とてもではないが、この家から学校に通うなんて考えられない状態になっていた。家を出ようと思ったら、就職しなくてはならないだろう。でも、働くというのがどういうことなのかわからなかったし、職を探すには何をしたらいいのかもわからなかった。

私はこうして未就労の失業者となり、生活はますます空しくなってしまった。私が生きているかどうか、何をしているか、気にかける者など誰もいない。私は全く必要とされていない。すべてが無意味に思える。自分のことも、周囲の世界のことも、もうどうでもいい。自分で自家用のマリワナを栽培し、それを吸っては眠るだけという生活が続いた。

学校に行かなくなると、給食がなくなったので、定期的に何かを食べることはできなくなった。私はまだ、人はどれくらいの間隔で食事をするべきかというのを知らなかった。我が家の食卓に手作りの料理が並ぶということはもう何年も前からなくなっていたので、私は母が酔いつぶれている間に寝室に忍び込んで、母のハンドバッグからお金を盗んで食べるものを買っていた。

母はいつも、ベッドの上に死んだように横たわっていた。肌は蒼白く、髪の毛はもつれて固まり、手足は青あざだらけで、生きながら死んでいるも同然だった。部屋には腐臭がたちこめていた。床には新聞紙とビールの空き缶。洗っていないコップと、嘔吐物を包んだタオル。母が小用を足すのに使ったバケツ。エクスプローラー・ウォッカと、シルヴァー・ラムの空き瓶。たんすはいつも開けっぱなしで、封を切っていない酒の瓶が並んでいた。たいてい、二〇本はあっただろうか。

母はベッドの中でもハンドバッグを握っていた。私はお金が必要になると、母の指を開かせて、ハンドバッグをそっと抜きとるのだった。中には高額紙幣がたくさん突っ込んであった。私はその中から一枚だけ抜くと、バッグを母の傍らにそっと置いた。そしてときおり、ついでにシルヴァー・ラムを一本だけ失敬していくこともあった。

母は気づいていたのかもしれない。あるいは、全く気づいていなかったのかもしれない。たとえ気づいていたにせよ、母にどうすることができただろう？　私の方がしらふだし、身のこなしもすばやいし、体力もあるのだから。

私には、自分が空腹かどうかをうまく見分ける知覚がない。何を食べればいいのかも知らなかったし、料理のしかたも知らなかった。だから、ときには何も食べずにすごすこともあった。食事らしいものといえば、クレープの巻いたものか、ピザくらいのもので、朝も昼も晩もポテトチップとコカコーラですませることもあった。食べなければいけないということをついうっかり忘れてしまうと、コーヒーと煙草だけで数日をすごすこともあった。

一方、母は妄想にとりつかれていることが多くなり、私が自分を捕まえようとしていると思っているらしかった。またときには、私がどこかへ通報する気なのだと思い込んで、家じゅうの電話機を集めて自分の部屋に隠してしまうこともあった。私は、自分なりに考えて、これが適当であろうと思えることをした――つまり、電話が必要になったら、母の部屋に入って一台取り返してくる。あるいは、母に取られないよう、一台だけ隠しておく。それだけだった。母の行動が異常なのか正常なのかなんて、考えてみなかった。私はただ、目の前の状況に適応するだけだった。

このころでは私も、かんしゃくを起こすことはほとんどなくなっていた。一二か一三のころ、一度かんしゃくが増えた時期があったが――自分には我慢できない状況に放り込まれそうになると、相手かまわずわめき、咬みつき、物を投げたものだが――それ以降は減っていった。とにかく消耗がひどくて、もはやかんしゃくを起こす力も失せてしまったのである。それに、現実と自分を切り離した状態ですごすことが増えて、かんしゃくを起こしたくなることもなかった。ところが、それほどおとなしくなっていた私だというのに、今すぐ家を出なければと思うようなことをしてしまった。母に暴力をふるってしまったのである。

ある晩のこと、私は電話で誰かと話していた。もしかしたら、めったにない父からの電話だったかもしれない。突然、母が自分の部屋から出てきて、こちらに歩いてきた。例によって妄想にとりつかれているらしい目つきで、身のこなしも不器用で、ぎごちなかった。母は私をじっと睨んでいたかと思うと、何の前ぶれもなく、人が使っている電話の線を引き抜き、電話機をひったくった。また、家じゅうの電話を集めて回ろうとしているのだ。

私は電話をもぎ取ると、母に投げつけた。電話は頭に当たった。考えてしたことではない、ただそうなったのだ。母は丸太のように床に倒れ、そのまま動かなかった。生きているかどうか確かめようとしてかがむと、母の爪が私の顔をひっかいた。

そのとき、私の中で何かが起きた。自分が何をしているのかも知らないまま、私は母の髪の毛をつかんで、頭を床にぶつけた。簡単だった。母の頭は、まるで首とつながっていないかのようにやすやすと動く。私は、何度も、何度もぶつけた。手が自動的に動く。考えることも感じることもなく、ただ、反応していたのだ。寄せ木細工の床に、血が水たまりのように広がっていった。

後になって、私は怖くなってしまった。それまで私は、人に乱暴をしたことなど一度もなかったし、そんな人間になるなんていやだった。私は自分が怖くなってしまった。それに、母の汚れた髪、脂っこい髪をつかんでしまったと思うと気持ちが悪かったし、母の血がついたのも不快だった。母が生きているかどうかが心配になるより、気持ち悪い方が勝っていた。もう、出て行くしかない。私にも、それがはっきりわかった。

その秋、私はヨンに出会った。ヨンは一人でアパート暮らしをしていたし、私は住む所を必要としていた。私は自分で育てたマリワナをヨンに与え、私たちはすぐにつき合うようになった。私はヨンの小さなアパートに転がり込んだ。私が一六、ヨンは一七だった。私は、仕事のことも、お金のことも全くわかっていなかったし、公共料金や家賃のしくみも知らなかった。

ヨンは私が押しかけてくるのを歓迎していなかったが、私の方は、家に帰らずにすむのであれば、どんな無理でもきくつもりだった。家から逃げるためなら、どんな人間にでもなってみせる——誰か他の人を演じるのでもいい、誰でもない人間になってしまうのでもいい。そう思っていた。そのことは、ヨンにもすっかり見抜かれていた。俺と一緒に暮らしているのは、ただ家に帰るのを避けるためだろう。ヨンにはそう言われたが、私は頑として否定した。本当はヨンの言う通りだったのだが、私は自分で気づいていなかったのだ。私はひたすら、生き延びることで精一杯だったのだから。

他人と一緒に暮らせば、自分だって本物の人間になれるかもしれない。私はそう思って努力していたが、人間とかかわり合う方法は全く知らなかった。男女がつき合うということにどんな意義があるのかも知らなかったし、恋人と一緒にいるときは何をするのが普通だということになっているのかも知らなかった。

私は次第に口がきけなくなっていったし、どんどん周囲に対する関心を失っていった。二人で一緒に時をすごすということが何を意味するのか、少しも把握できなかった。他の恋人たちは、どうやらそれをしているらしいというのに……。こういう手順を計画する能力は、私の中には全くそなわっていないとしか思えない。私の心身のシステムには、「ＯＮ」と「ＯＦＦ」しかなく、中間の設定は一つもないのだ。だからときどき、本当に声が出なくなり、口がきけなくなってしまうこともあった。

口がきけないのは今に始まったことではないし、ヨンと暮らすようになってから特に増えたわけでもなかったのだろう。でも、一人のときなら黙っていてもおかしくなかったのに、恋人と暮らし始めると、不自然さが際立つことになってしまった。

それに、私にはできないことがヨンにはいろいろできるので、無能さまでがひどく目立つことになった。そして、私の無能さが、ヨンの持っていたサド的な性質を刺激してしまったらしい。ヨンは私の一挙手一投足にいら立つようになり、その不満を私にぶつけるようになった。私は、何をされようとされるがままだった。それは単に、辛く当たられても、相手の悪意を悪意として認識できないせいだったのだが、ヨンにはそれが面白くなかったのだろう、ますます、サド的な側面を露にすることが多くなっていった。それでも私はそれに慣れてしまったし、自分では、なかなか安定感もあって結構な生活だと思っていた。良い生活というのがどういうものなのか、あまりよく知らなかったし、家で母と一緒に暮らすのに比べたら、何でも良い生活に見えたのである。

ヨンと私はある種の仲間意識で結ばれていたが、本当の意味での温かさや親しさはなかった。でも私は、それを不足には感じなかった。温かさとか親しさとかいうものが何なのか、最初から知らなかったからである。私が感じていたのは、ただ、漠然とした空しさだけだった。

「お前なんか家具と変わりゃしない」と、ヨンは言うのだった。

「自分の意思で何かをするってことがないんだから。押しのけても、突きとばしても、そのままじっとしてるだけ。そんなの人間じゃない。まるで物じゃないか」

たぶん、ヨンの言う通りだったのだろう。それでも私は、ヨンとつき合う中で、世の中についてさまざまなことを学んだ。大人になるというのはどういうことなのかを知ったし、公共料金や家賃の支払いのことも覚えた。そして何よりも、新しい本と出会った。

私は子どものときから読書家だったが、ヨンの本棚には、私の知らない本がたくさんあった。そして、ヨンの本には、私の知らなかったことがたくさん書いてあった。ヨンの持っていた本は、片っ端から読んだ。サルトル、ドストエフスキー、カフカ、カミュ……。その中には、私の姿があった。よそ者としての生きかた。苦悩。孤独。そして永遠の空虚さ。私が感じていた空虚とは別の種類の空虚さだったが、それでも一応、私の世界とよく似た世界がよそにもあることには違いない。

私はチャールズ・ブコウスキーを読み、ウィリアム・バロウズを読み、ジャック・ケルアックを読んだ。彼らの描く現実は、私の現実とは違っていたが、具体的で率直だったし、醜いものを避けて通ろうとしていなかった。内容はともかく、物ごとをありのままに書いている点には好感を持った。

ヨンはハシシを大量に吸った。一方私は、ハシシはどうも身体に合わないのがわかってきたので、すっぱりやめてしまった。これはヨンにとっては都合の悪いことだった。ヨンにとって私は、マリワナやハシシを手に入れてくる人間だったのだから。そもそも私は、「供給元」という役目があったからこそ、ヨンの世界にもぐり込めたのだから。

でも私には、もうコネがなかった。郊外の町の不良仲間とは縁が切れてしまっていた。きっと私は、現れたときも目立たなかったが、姿を消すときも同じくらい目立たなかったに違いない。私がいなくなったことになど、誰も気づいていなかったのではないだろうか。誰かに電話して、持っていそうな人を探すこともできない。誰とも本当にうちとけたことなどなかったので、誰の電話番号も知らなかったのである。以前、いろいろなドラッグを買うことができたのは、単に、みんなと一緒にたむろしていて、しかるべき人としょっちゅう顔を合わせていたからにすぎなかった。

今では都心に住んでいたし、引っ越してからは、あの郊外の町には行ったこともない。取引きの行なわれる場所はしじゅう移動するのが常なので、今ではどこへ行けば買えるのか、見当もつかない。

ヨンが私に不満なのだということには気づいていた。私の本性を誤解していたからつき合い始めたのだということもわかっていた。ときには、こんなふうになれ、あんなふうになれ、とはっきり言われることもあったが、言われたところで、どうすればそうなれるのかまではわからなかった。

ヨンは何度か私と別れようとしたが、そのたびに私はしがみついた。ヨンを失ったら自分には何も残らない。家族もなければ、行く所もない。私は、自分が目立たなくなればヨンの目ざわりにならないだろうと思い、なるべく透明になろうと努めた。私は、生活していくためにヨンを必要としていた。たとえば、ヨンと一緒に暮らしていれば、一日に何回、一回にどれくらいの量を食べなければならないか、知ることができる。私はヨンと同じ物を食べていればいいのだし、一人前の分量を知ることができるのは実にありがたいことだと思っていた。

でもヨン自身は、ものさしなんかになりたいとは思っていなかった。ヨンは私が自分を測るものさしになっていた。彼は私のことを、中身が空っぽで、退屈で、自分の意思というものを持たない人間だと思っていた。そして、私がいろいろなものを怖がるのを笑い物にした。私が不器用だと言ってはからかい、新しいことに手を出さないと言って馬鹿にする。私は自分の欠点を隠そうと必死だった。ヨンの目から見ても、自分の目から見ても、本物の人間と思えるようになりたい。誰かおかしくない人間、誰か有能で勇敢な人間になりたい。だから私は、誰か別の人間になりたくて、誰でもいいからましな人間になりたくて、他の人々の真似をしようとがんばった。

私はまるで老人のように疲れていたが、本当は、ヨンも私も、どうしようもなく幼かった。二人とも、必死で背伸びをして、大人のつもりでいるだけだった。でも少しとはいえ、ヨンには一人暮らしの経験があったから、私に生活のしかたをあれこれ教えてくれることができた。私たちはヨンが選んだ本を一緒に朗読し、ヨンの言う通りに自然食品を料理した。ヨンは菜食主義者で、俺の部屋には肉は一切れだって持ち込ませないと言っていたので、私もそれに合わせて菜食主義者になった。

私たちを結びつける共通点がまるでなかったというわけでもない。ヨンのお父さんは私の母と同様、アルコール依存症だった。私たちはときおり、夜中に電話で起こされることがあった。受話器の向こうから聞こえてくるのはヨンのお父さんか私の母の、ろれつの回らない怒鳴り声だった。ところが、ヨンは辛抱づよくお父さんの相手をしている。私には理由が解せなかった。ヨンは彼なりに、どこかでお父さんのことが好きだったのだろう。でも私は、あんなふうには母を愛せなかった。

ヨンのお母さんには何度か会ったことがある。初めてお母さんに会いに行った後で、ヨンから、おふくろは君のことが気に入らないってさと聞かされた。それを聞いても、大して気にはならなかった。世界中の人に気に入られなくたって別に困りはしないのだから。だから、二度目に食事によばれたとき、私はヨンのお母さんに言った。私のことがお気に召さなかったとうかがいましたが、ご心配には及びません、私は何も、あなたの息子さんと一生一緒に暮らしていくことにはならないと思いますから――。人にこんなことを言ってはいけないなんて、私は知らなかったのである。お母さんは変な顔をして、それっきり黙ってしまった。でも私は本当に、思った通りのことを言っただけだった。ヨンの選んだ相手が気に入らない女性だったからといって、そんなに心配しないでくださいね。本当にそう思っていたのだから。それに私は、ヨンとの仲が一生続くとも本当に思っていなかったから。それ以上の含みなど、何もありはしなかった。私は、自分が何か失言をしたらしいということには気づいた。でも、何が、なぜ失言だったのかはわからなかった。

そのころ私は、食料品店で働いていたが、仕事はあまり楽しくなかった。牛乳やジュースのケースは重いし、食品を段ボール箱から出すときには、カッターナイフで箱を開けなくてはならない。不器用な私は、しょっちゅう手を切ってばかりいた。店の仕事で楽しいことといえば、商品を整頓して、きれいに棚に並べるという作業だけだった。

ヨンも清掃会社で働いていたし、アパートは小さくて家賃も安かったから、お金はたっぷりあった

――まあ、少なくとも私の規準では。私たちはよく一緒にパブへ行って、ワインを飲んだ。私も、ちょっとほろ酔い加減になっているときの方が、まともなふりをしやすいことがわかった。本当なら二人とも、酒を出してもらえる年齢ではなかったのだが、私たちは精一杯、大人っぽくふるまっていた。それでもやはり、二人の仲はどうしても続かなかった。私も、もうこれ以上はがんばれなかった。ヨンは私に愛想をつかしてしまい、私は出て行くしかなくなった。

いったいどこへ行けばいいのだろう。私はちょうど、託児所の補欠職員として登録されたばかりだった。毎朝、電話が鳴るのを待っていて、そのつど指定された派遣先に行くという契約だから、決まった住所がなく、電話もないのでは仕事にならない。だから私は、必死で住む所を探した。あの母のいる家に戻るなんて問題外だった。

結局、父に手伝ってもらって、アパートの又借りの口を見つけることができた。借り手が一時的に留守をしている間の穴埋めという約束である。それまで、父とは長い間、何の連絡もなく、年に四度、七三六クローネの小切手が送られてくるだけだった。でも私は、父の職場に電話をして、住む所がないのだと言った。すると父は、なぜかにわかに張り切って、知り合いが持っているアパートを確保してくれた。そんなわけで、ストックホルムのウプランズガータン通りにアパートは確保したものの、家具もなければ、食器類もない。住まいには違いないが、何もそろっていない。そこに父が、古くて汚いアルミ鍋を箱いっぱい持ってきた。古道具市で安く競り落としたかと言って、父はとても自慢げだった。そして、金だわしを買ってきて磨くといいよと言い残して行った。

父はちょうどそのころ、自分の家の窓を三重ガラスにして、中国産の緞通と冷凍庫を新調したばかりだった。それでも私は、父がけちだなんて、考えてもみなかった。言われた通りに金だわしを買ってきて、鍋を磨き、何とか自分一人でやっていこうとがんばった。まあとにかく、これで電話が確保でき、呼び出しに備えることはできることになったのだから。

託児所の仕事を選んだのには、特に理由があったわけではない。託児所なら、誰でも雇ってもらえるというだけのことだった。ところが、働き始めてみると、私は子どもを相手にするのが上手だということがわかった。それも、この才能は何か生まれつきのものらしい。私の言葉は具体的で明確だし、いつも落ちついている。忍耐力にも限度というものがない。子どもに何をされようと、本気にして傷つくこともないし、腹を立てることもない。決まりを決めるにも、約束をするにも、決して途中で気が変わるということがない。日によって態度が変わることもない。機嫌がよくなったり悪くなったりということもない。つまり、いつ見ても同じなのだ。だから、精神的に不安定な子どもたちにはうってつけの大人というわけで、気がついてみたらいつも、何らかの問題をかかえた子どもたちの相手をしていることになった。そういう子どもたちは、向こうから私を求めて寄って来る。それに、いくら未熟なところの多い私でも、子どもたちと比べれば、私の方が大人だった。

こうして、しばらく穴埋め要員としてあちこちの託児所に派遣されたあと、そのうちの一軒に欠員ができて、正職員として採用された。どこへ派遣されるかわからない状態に比べると、決まった場所で働くのは安心感があったが、職場のストレスは大変なものだった。自分はどうしてこんなにぐったり疲れてしまうのか、思い当たる理由もなく、説明のしようもなかった。託児所はいつも騒がしいし、大勢の人が動き回っているので、私は混乱して、疲れてしまう。子どもたちと接するのは大好きなのに、その場所にいるというだけですっかり消耗してしまうのだ。一つ一つは小さなことなのに、それがたくさん重なると、ひどい負担になってしまった。

たとえば、毎日の「朝の会」では、何かみんなでゲームをすることになっているのだが、私には「指輪はどこにあるかな?」というゲームはどうしてもできなかった。みんなで輪になって、指輪を一つ、人には見えないように手から手へと渡していく。そして、ストップの合図がかかったときに、鬼がみんなの顔を見回して、指輪を隠し持っているのは誰か当てるというゲームである。このゲームが始まるとわかると、私は必ず倉庫へ逃げこむのだった。自分はアクセサリーの類に触れないんだなんて、誰にも説明できなかった。だって人に説明するどころか、自分自身ですら、ほとんど自覚できていなかったくらいなのだから。私はただひたすら、自分が耐えられない物ごとや状況に出会わずにすむように生活を組み立てた。自分でもぼんやりと、何かがおかしいという気はしていた。苦手なことを避けるだけのために、法外なエネルギーが吸いとられているのだから。どうして私は本物の人間になれないのだろう？　どうして自分には、普通に仕事ができないのだろう？　どうして普通にアパートを借りて、普通の生活ができないのだろう？

ある秋の日のこと。その日、私は早番に当たっていた。開所の準備をし、最初の子どもを迎え入れようと思ったら、六時半に出勤しなければならない。私は六時ごろに家を出て、オデーンプランのバス停へ向かって丘を下っていった。歩いていると、ずっと向こうのホットドッグスタンドの周りに、ちょっとした人だかりのようなものが見える。六時一〇分ごろのことで、空気は澄みきっていたが、ひどく寒かった。近づいていくと、誰かがホットドッグスタンドの前で何かをしているらしく、みんなはそれを見ているのだとわかった。そこはバス停の前だったので、いつもならバスを待つ人は一列に並んでいるのに、その日はみんな半円形になって見物している。

近づいてみると、ホットドッグスタンドのそばに立っているのは一人の女の人だった。青い夏物のワンピースを着ている。まっ先に思ったのは、私もあれとそっくり同じワンピースを持っているということだった。女の人は、まだ開いていない無人の店の壁を叩いたり、体当たりしたりしている。人だかりの方へと歩きながら、私は思った。あの女の人は、母に似ている。もう一歩近づいてみると——それは本当に母だった。私の子どものころの袖なしワンピースを着て、裸足で、上着も何も着ずに、無人のホットドッグスタンドのシャッターを叩いている。母の言葉が聞こえた。「二人とも、出て来い！　その中でやりまくってんのは、ちゃんと聞こえてるんだからね！」

母はなおも何やら毒づきながら、今度は石を拾っては店にぶつけている。何もかも、とても現実とは思えなかった。私は、おとなしい見物人たちの脇をすり抜けて、母のそばへ行った。

「あらあ、ちょうどいいところに来たじゃないのお」母は、私が急に現れたというのに、少しも驚いていなかった。「ほら、お父さんがあそこにいるんだよ」と、母は無人の店を指差す。「お父さんは私の全財産を持ち逃げしたんだよ。二人であの中にいるんだ。あいつら、ずっと浮気してたんだよ！」そう言って、母はまた、こぶしを固めて店の壁を叩く。

「今までどこへ行ってたの？」私は母にたずねた。見物人たちは、一言も聞き漏らすまいと、すぐ近くまで集まってきていた。

「ああ。どっかその辺のパブに行ってたのさ。でも、テーブルに上がってオナニーしてやったら、あいつらめ、追い出しやがった」

私はこのとき一九歳。本当にその場で死んでしまいたかった。とにかく母を無理やりベンチに座らせて、そこでじっと待っているように言い聞かせた。母の目が、奇妙なほど子どもっぽく光った。「はあい、一センチも動きませえん」母は、まるで聞き分けの良い幼児のように、にっこり笑ってうなずいた。

私は靴とコートを取りにアパートへ戻り、途中で現金を引き出してバス停へ急いだ。仕事に遅れちゃいけない——頭ではそればかり考えていた。それまで私は、遅刻など一度もしたことがなかった。

仕事が六時半に始まると言われれば、六時半には着いていなければならない。それ以外の発想は私にはない。私はいつでも、言われた通りのことをするだけ。非常の場合には、少しくらいルールを曲げてもいいのだなどという発想は、当時の私にはまだ無理だった。

母のアパートの鍵は、ワンピースのポケットに入っていたので、私は母にコートを着せ、ぶかぶかの靴を履かせると、タクシーに押し込んで運転手にアパートの場所を説明した。そうして私はやっと出勤することができた。

それでも、母をこのままにしておくわけにはいかない。何とかしなくては。それに私はどこかで、母をあんなにしたのは自分だという気がしていた。私のせいかもしれない……。仕事が終わると、私は母に会いに行った。理由はわからない。ただ、行かなければいけないと思ったのだ。

母のアパートはごみだらけで、新聞紙に埋もれていた。私はただ座って、母が休みなしにセックスのことばかりしゃべり続けるのを聞き続けた。何て下品で悪趣味なんだろう。聞いているだけで、うんざりしてしまった。母の耳には、そこら中から人の声や物音が聞こえるらしい。トイレの床下では子どもが泣いているとか、このアパートでは、隣近所の人たちが周囲で一斉にセックスしているとか言いはる。すっかり偏執的になっていて、私を帰したくないらしく、ドアに鍵をかけて、鍵を隠してしまった。母のこんな状態を見るのは初めてで、誰に相談していいかわからない。

私はケルスティンに電話をして、わけを話した。ケルスティンはしばらく前にスウェーデンに帰ってきていたが、家族とは一切かかわるまいとしていて、私も何年も会ったことがなかった。

「精神病院に連れて行きなさい」姉はそれだけ言うと電話を切ってしまった。

私は電話帳をめくって近くの精神科外来を探し当てた。電話をしてみると、連れて来てもいいですよと言う。でも、母を連れて行くにはどうすればいいかなんて、一言も教えてくれなかった。ただ、ちゃんと食事をさせてくださいと言われただけだった。

食事に行こうというのを口実にさんざん説得した揚げ句、やっとのことで母に玄関の鍵を開けさせることができた。私は母をピザ屋に連れて行ったが、母はその間もずっと、自分の幻覚についてひっきりなしにしゃべっていた。この店の上にあるアパートで、誰かがセックスしているのだと大声で解説してくれる。みんなが耳を傾けてくれるので、母はいたくご満悦だった。こちらはまるで、不条理映画に出演させられている気分だった。

病院には歩いて連れて行った。この状態の母を連れてバスや地下鉄に乗るなんて気が進まない。恥をかくのはピザ屋だけでたくさんだ。

「ただの譫妄ですよ」先生は明るい声で言った。「嫌忌療法を始めることにしましょう。二、三週のうちに一回、予約を入れておきます」

それっきりだった。

母は椅子に座りこみ、何やら幻覚を見ている。電話でタクシーを呼ぼうにも、誰も手伝ってはくれなかった。これから私はどうしたらいいのか、誰も、何のアドバイスもしてくれなかった。誰一人、私に大丈夫かとたずねてくれる人はいなかった。お金はあるのかときいてくれる人もいなければ、一人で連れて帰れるのかときいてくれる人もいなかった。診察が終われば、私たちはもはや存在しないのだ。

このときまで、母とはずっと何の連絡もなかった。それが今では、しょっちゅう母から電話がくるようになった。たいていは、今に自殺してやるという予告か、私に対する罵詈雑言だった。それでなくても疲れきっているというのに、母から電話がくるようになって、わずかに残っていたエネルギーも、すっかり吸いとられてしまった。

私は黙って聞き続けた。お前は汚らしいやつだよ、見るだけで反吐が出そうなデブ女だよ、ひどい娘だよ……。聞けば聞くほど、私は生きようという気力を失っていった。生きるなんて、私には向いてない。私にはもう力が残っていなかった。何をする力もなかった。

もう、仕事もやっていけなかった。周りから入ってくる感覚刺激をより分ける力もない。子どもたちが走り回り、跳ね回り、大声を出している部屋の中で、人の顔を見分けようとか、手元の仕事に集中しようとかいうのは、とにかくもう無理だった。毎日、仕事がひけると部屋に帰り、ドアを閉めて、ただ眠った。本当に空っぽだった。職場にいる間にすべてを出し尽くしてしまって、何も残らなかった。

私は病気がちになったし、しょっちゅう怪我ばかりしていた。刃物を持てば手を切る。何度となく足首をひねり、一度などは骨にひびが入ってしまった。全身が、こんなこともうやっていけないと訴えていた。でも、なぜやっていけないのか、理解できなかった。若いのだから、みんなと同じように働けて当然ではないか。きっと私は怠け者なのに違いない。前からずっと、みんなにそう言われてきたではないか。何をやっても失敗ばかりしているのは、まともに生活できないのは、自分が悪いのに違いない。

生きようという意欲など、とうに萎えてしまっていた。希望を持つ気力さえ残ってはいない。ただ、何もかも放り出したい、と思うばかりだった。平和がほしい、静かにそっとしておいてほしい。でも、私のことなど誰も気にかけてはくれないというのは悲しかった。独りぼっちで、家族もいないなんて、いやだった。私の人生なんて、いつも空っぽじゃないか。

15. 裏の世界からの脱出

それまでの数年の間に、私は手に入る限りのドラッグはほとんど経験していたが、何かの中毒になったことは一度もなかった。別に意識して用心していたわけではない。自分などどうなってもいいと思っていたので、機会さえあれば何でも試してみた。それに、ドラッグがらみの場面では、一般社会に比べて、人と知り合うのもつき合うのも簡単だったということもある。

でも今や私は、すっかり疲れて、みじめだった。もうこれ以上、何もやっていけない。これまでやってきたことだって、ことごとく失敗だったではないか。私はどこかおかしい。まともになれる見込みもない。私がどうなろうと、気にする人などいない。私だって何を気にすることがあるだろう？

そんなとき私はアニーに出会った。アニーは荒んだ生活を送っている人で、そんな彼女にくっついているだけで、私はこれまで知らなかった世界を見ることになった。その荒廃ぶりは、郊外のアパート街の若者たちの比ではなかった。非合法のクラブに出入りし、人が並んでいる所でも平然と顔パスで先に入り、パブのトイレで薬の取引きをする。それがアニーの生活だった。私はただ付録のようにくっついていればよかった。こういう世界では、一言も口をきかず、黙ってすべてを観察していても不自然ではなかった。ただ、あちこちのバーのカウンターにたむろしていて、ときどき人ごみの中へ消えていく。それだけでよかった。

アニーは裏の世界でもはみ出し者だった。知り合いは山ほどいるのに、友だちはほとんどいない。仲間たちの間でも、挑発的で、気が強くて、半分おかしくなりかけているという評判で、名前だけはやたらと有名だった。彼女はいつでも誰かにたかっている。飲み代を払ってくれる人、入り用な物を買ってくれる人。結局は誰も長続きしないのだが、いつでも、代わりの金づるに不自由することはないらしい。

強気に見えても、アニーの内側はひどくぼろぼろなのが私にはわかった。アニーが私を気に入ったのは、私といるとどこか落ちつくからではないかという気がした。私は、他の女の子とは違う。ここで待っていろと言われたら、いつまででも待つ。競争心というものが最初からないので、人と張り合うこともない。目立ちたいとも、かまってほしいとも思わない。目立ちたがりのアニーにしてみたら、私は良い引き立て役だったのかもしれない。私にとってのアニーは、ある特定の一時期、生きかたの型を与えてくれる存在だった。私は何でも起きるがままに任せた。私は何か生きかたを必要としていた。どんな生きかたでもいい。とにかく何か型が必要だったのだ。

あるとき、アニーが外国へ行こうと言いだした。そこで私たちはスペインへ渡った。失うものもなければ、しがらみもない。ただ起きて出かけた——そんな感じだった。環境の変化なんか大嫌いな私だというのに、今回ばかりは、それさえも無視した。それほど、どこかへ逃げ出したかったのである。

結局、私たちはバルセロナの郊外に流れ着いた。アニーはいつもの通り、たちまち仲間を見つけた。彼女はどこへ行ってもすぐに知り合いを作るし、人と話すのも得意なのだ。もちろん、アニーの見つけた友だちというのは、ドラッグをたっぷり持っている連中だった。そこでは薬などただ同然だった。私はただその場にいた。ただアニーと一緒に、その場に立っていさえすればよかった。

私はまだ、本物の人間になりたいという思いをあきらめていなかったし、誰か男の人とつき合いさえすれば、自分だってもっと普通っぽく見えるようになるはずだと信じていた。つき合う相手が誰であろうと、それはどうでもいい。第一、どうやって相手を選んだらいいかも知らない。そんなわけで、私はミゲルを選んだ。私がこれまで見てきた中で、一番卑劣で、一番みすぼらしい男だった。ミゲルも私と同様に変人で、隣近所では野良犬のような扱いを受けていた。みんなは、あいつは危ない、気をつけろと言ってくれた。私は、ミゲルなら私にお似合いだと思った。

このころからアニーとは連絡がとれなくなり、私は一人でミゲルの世界、つまりヘロインの世界に入って行った。ミゲルは自己破壊の権化のような人で、ヘロイン依存患者たちの間でさえ評判が悪かった。たった一回分の薬のために、どんな情けない真似でもやりかねない男――それが彼の評判だった。ビール一杯おごってもらうだけのために、蔑まれ、侮辱されても平気な人だった。人にどう見られようと、彼には気にならないのだ。この投げやりさこそ、彼と私の共通点だった。

ミゲルは私と似ていただけではない。私の母とも共通する点があったし、父に似ているところもある。人に軽蔑されることをわざわざ自分から求めているような姿は母にそっくりだし、すぐ暴力をふるうところは父にそっくりだった。私もときどき、ミゲルにひどく殴られたことがある。人間のこぶしにこれほどの力があるとは意外だった。それまで、映画の中で人が殴られるシーンを見て、俳優が後ろにふっ飛ぶのは、大げさな効果を狙っての演出だとばかり思っていた。ところが今では、あれは誇張ではなかったらしいとわかった。このころになってもまだ、痛みはあまり感じなかったのだが。

依存患者たちにとって、ヘロインがほしいという欲求は、非常に強烈なものであるらしいことは、見ていれば私にもわかった。でも、それがどんな感じなのかは、理解できなかった。依存患者に限ったことではない。他の人たちは、いろいろなものに対して、強烈な欲求を感じているらしい。なのに私には、それらしきものがまるで欠けているのだ。あの「欲求」とかいうものを、私も理解してみたい。私も持ってみたい……。

私は、自分を動かしてくれるエンジンがほしかった。内から突き上げてくる力、ゴールへと突っ走らせてくれる力を持ちたかった。どんなゴールであろうと、それはどうでもよかった。私は学びたい。

学んで、本物の人間になりたい。そして私は、この「強烈な欲求」というものを研究する手段はただ一つ、わざと薬物依存になってみることだと気がついた。

そこで私はヘロインを注射してみたが、最初の二回は、ただ気分が悪くなっただけだった。快感など微塵も感じられない。こんなこと二度とやりたくない。胃がひっくり返りそうで、草むらを見かけるたびに吐き続けた。でも私の決意は固かった。絶対に理解してみせるんだ。これは進歩のためなんだ。確かに手段は倒錯的で有害かもしれないが、先に進むには、これしかないんだ——私はどこかでぼんやりとそう思っていた。

そして三回め。私は初めて、〈飛び〉を経験した。身体の中を、ヘロインがロケットのように昇って行く。頭蓋骨の裏側に当たって鈍い音をたて、扇子の形に広がったかと思うと、じわじわと身体の方へと下りていった。人々がこの薬のためなら何でもしようとするのが、多少はわかりそうな気もした。でもそれはまだ、うっすらとした手がかりにすぎなかった。私はまだ、依存症にはなっていないのだから。

ところが、依存患者になろうと思っても、私にはさっぱり適性がなかった。周囲にいる依存患者たちを見たら、みんな恐ろしく身体が丈夫そうだった。なのに私は違う。私は、有害物質には何でも過敏だった。体力だってない。それより、静脈注射をしようにも、静脈を見つけるのさえ一苦労なのだ。腕は赤ん坊のように丸々と太っているし、血の巡りも悪い。だから注射をしようと思ったら、熱いお湯に手をひたして、手の甲の血管を探すしかない。そこまでしても、ちゃんと血管が見つかる前に、もう手が穴だらけになってしまう。でも私は真剣だった。欲求というものを理解するには、依存症にならなくてはならないのだ。

こんな調子だったから、身体が薬なしではいられないようになるほどの量と頻度で注射をするのは、容易なことではなかった。それでも、私はついにやりとげた。確かに私の身体は、薬を求めて悲鳴を上げるようにはなった。

ところが、依存症になってもまだ、私は片足を外に残したまま、状況を分析しているのだった。わざと薬を我慢しては、禁断症状というのがどんな感じなのか味わい、それが自分の行動にどう影響するか、観察し続けた。そして、欲を持つとは、こんな感じがするものなのだなと理性で理解した。このような欲求を経験するのは初めてだった。そう、私は、欲求というものを感じるには、ここまで無茶をするしかなかったのだ。こうして私は、欲求とは何なのかという知識を手にすることができた。もう一度だけでいいからあの〈飛び〉を味わいたいという切望も感じることができるし、薬をやらないと身体がまともに働かないといういわく言い難い感覚もわかるようになった。さて、依存症というものにはなってみたが、これは私に何をさせてくれるのだろう？　私は売春でもするんだろうか？　それも考えてはみた。でも、どうも違うようだった。

とにかく、お金がいることは確かだった。住む場所と食事はミゲルのお母さんに厄介になっていたし、食事が必要なのはしらふのときだけだった。どうしても必要なのはヘロインを買うお金だけだった。身体を売る気はなかったから、男たちと同じことをした——血を売りに行くことにしたのだ。半リットルの血漿を抜いてもらうと、ビール一本とサンドイッチ一つ、それにヘロイン二回分の現金がもらえる。血を売れるのは三日に一度まで、ただし生理中は禁止という決まりはあったものの、バルセロナには血を買ってくれる私立病院は三軒ある。横の連絡は全くない。それに、生理中だなんて誰がわかるだろうか？

私は薬物依存になっても、人に乱暴をするようなことにはならなかった。他の依存患者たちを見ていたら、衝動を抑える力が弱まって、困っているようだったが、私は違った。私には最初から、衝動というものがあまりなかったのだ。多少あったにしても、衝動に身をまかせようと思ったら、意識的に選択しなくてはならなかった。そんな面倒なこと、私には無理だ。人を襲ったり、金を脅し取ったり。とても考えられない。私は絶対に、みんなと同じにはなれない。依存患者になってみても、やっぱり私は、できの悪いコピーにすぎなかった。それでも、こんな私だというのに、仲間たちはまあまあ受け入れてくれた。

とにかく、今では一応、衝動というものが少しは感じられるようになった。それは何か、自己破壊衝動のようなものではないかという気がした。はた目にはどんなに不合理に見えるか知らないが、こうして私は、ヘロインという手段を通して、本物の人間のような気分に少し近づいたのである。ほかに何をしても失敗したのだと思えば、死の危険を冒すのも、そんなに法外なことだとは思えなかった。これまで、普通の人たちと同じになろう、みんなと自分を比較して自分を理解しようとしたけれど、ことごとく失敗だった。だから今度は、正反対の方向に引きつけられたのだろう。反対のやりかたではあるけれど、同じ問題を、今度こそ理解してやろうと思ったのだ。

でも私は、やはりみんなと同じにはなれなかった。依存患者になっても、普通の依存患者にはなれなかった。みんなと全く同じことをしても、みんなと全く同じように破壊的な行動をしても、やはり私は、どこか違う臭いがする。まるで私の臭いが「私は同類ではない」と主張しているようだった。そしてこの臭いは、私がどこへ行こうと必ずつきまとってくる。自分でもよくわかっていた。ただ、その理由はわからなかった。

薬物依存者たちとの生活には、好都合な点がいくつもあった。まず、決まりがはっきりしている。どうふるまえばいいのかもきちんと決まっているし、ルールだって外の世界のものよりもわかりやすい。そして、そこには仲間どうしの連帯もある。会話をするにも、何の話題なら受け入れられるか、迷う必要がない。薬の話をしていれば間違いない。全員が、薬という共通の関心事をもっているのだから。仲間どうしの連帯がどこで終わるか、その限界も明快だった。誰であろうと、禁断症状が始まれば、自分のことだけに専念する。また、絶対にしてはならないこと、死に値する罪は一つだけ定められていて、それは、仲間を密告することだった。誰かのことを密告した者は、必ず自分も捕まると知れ。何ともわかりやすい規則だし、罰も固定されていて揺るがない。その他にも、外の一般社会の人々はいくらだましても構わないが、他の依存者をだましてはならないという規則もあった。ただし、どうもミゲルはこちらの規則をあまりきちんと守っていないようだったが。

薬物依存者たちとの人間関係はわかりやすくて、私にとっては本当に救いだった。人の行動を見ても、私にも動機がちゃんと理解できる。ときには、はっきり説明してもらえることもあったし、そうでない場合でも、自分で考えれば何とかわかった。いくら考えてもさっぱりわからないということはなかった。

それに、今では、男の人とも何とかつき合っている。それもあって、少しは本物の人間に近づけた気がした。いくら破滅的な関係でも、誰とも関係がないよりは普通に近い。

それでも、こんなことをしているうちに、私の健康状態はだんだん悪くなっていった。血を売った後で気絶することも多くなった。それに、スペインの気候は暑すぎるし、ヘロインのせいで身体はむくんできた。とうとう、私はすっかり病気になってしまった。ヘロインを打ってたった三〇分の間に、体温が三七度と四二度の間で、何度も上がったり下がったりをくり返すこともあった。内臓もろくに働いていないようだった。もう一週間も、何も食べていないのに、何か飲めばすぐに吐いてしまう。自分は死に向かっている——自分でもそれがわかった。身体の内側で、死が近づいてくるのが感じられた。

でも、私が覚悟していた死というのは、もっと突然の死だった。用量が多すぎて死ぬか、注射器に入っていた気泡が心臓に達して死ぬか、誰かが私たちを嫌っている人がヘロインに混入しているとかいう噂の毒で死ぬか。私が考えていたのは、そういった死にかただった。こんな風にじわじわと、病気で弱って死んでいくなどというのは、想定していなかった。私は怖くなった。私の内部で何かが目を覚まし、もうたくさんだと言った。私はヘロインをやめる決心をした。

時間はかかったが、私はやり通した。たぶん私も、離脱症状だけは他の依存症患者と同じように経験していたのだろう。でも、私はみんなより簡単にやめられたようだ。私の中には、決めたことにはしつこくこだわるというしくみがそなわっている。このこだわりは自動的なもので、感情も関係なければ、衝動に左右されることもない。何が起ころうと関係ないのだ。このしくみは、良いことにも悪いことにも同じように働く。命令のよしあしなどには頓着せず、ただ実行するしくみなのだ。

私は、もう決心してしまった。もちろん、決心する段階では、感情も関与しているし、価値判断もしている。でも、一度決心してしまえば、後は、決めた通りのことをただやるだけですむ。私には無限の忍耐力がある。待たなければならないとわかれば、いつまででも待つことができる。じれったく思うこともなければ、いら立つということもない。ただやればよかった。そうして私はやりとげた。

私はこうしてヘロインをやめることができたのだが、よほど徹底したやめかたをしたものらしい。普通の人が経験するはずの後遺症の時期などすっ飛ばして、いきなり正常の状態になってしまった。それに、一度ヘロイン依存になった人のほとんどは、たとえ身体は薬をやめられても、精神的な渇望とは死ぬまで闘いつづけなければならないという。ところが私は、その渇望さえ、少しも感じることはなかったのである。

16. 本物の人間になりたい

私は一人、ストックホルムに舞い戻った。生きたいという意欲があるわけでもない。空しく、疲れきって、何をする気力もなかった。どうして自分はこんなに疲れてしまうのか、それはまだわかっていなかった。当時の私は、自分のやることなすこと、すべてに大変なエネルギーが費やされているなんて知らなかったのだから。

たとえば、言葉を話すのは私にとって重労働だったのだが、それにも気づいていなかった。話をするためには、まず、台詞を考えなくてはならない。私の場合それはほとんど、頭の中で原稿を書くというのに近い作業なのだ。長ったらしい文だと、二回は書いてみることになる。さすがに、幼いときから一日も休まずに練習を積んできただけあって、このころには、こんな遠回りをしている割には、かなりスピーディーに話せるようになっていた。それでもやはり、他の人々ほど速く話せないことに変わりはない。この無理なしゃべりかたのおかげで、一見、考え深そうに見えるという利点はあったものの、これではひどく消耗してしまうばかりだった。

考えた内容と声を結びつけるのが大変なので、三人以上の会話となると、なかなかついて行けなかった。これを言うぞと考える段階が完了し、さあ発音しろという命令が声に届いたときにはたいてい、発言のチャンスはもう過ぎてしまっている。他の誰かが話し始めていたり、それどころか、話題まで変わっていたりするのだ。だから、人の話に割り込んで無理やりしゃべるか、黙っているか、二つに一つしかない。私はたいてい、黙っている方を選んだ。

言葉を話すのに、他のやりかたが存在するかもしれないなんて考えてもみなかった。他の人たちは、こうしてマニュアルで操作しなくても話せるのかもしれないなんて、想像したこともなかった。日常生活はとにかく大変なことだらけで、いつもぎりぎりの状態だったから、改めて分析してみる時間などなかったのだ。

信号のない場所で道路を横断するには、毎回、大変な集中力が必要だった。よほど真剣にならなければ、車との距離も、こちらへ向かってくるスピードも、計算できない。だから、ずっと遠くまで一台も車が見えなくなるまで、いつまででも立っているしかない。運が良ければ、誰かが来て先に渡ってくれる。そうすれば、その人の判断力をあてにすることができる。でも、道路を渡れないのが障害のせいだなんて、考えてもみなかった。とにかく道路を渡ろうと必死なときに、そんなことを考える余裕があるだろうか？　ただ漠然と、自分はどこか人と違うと感じていただけだった。それに、そんなことを考えるにしても、自分の無能さを人から隠すためだった。道路さえまともに渡れないなんて恥ずかしい。普通の人と同じように渡れないなんて。本物の人間のように渡れないなんて。

ドラッグはやめたものの、代わりの生活は何もなかった。どうしてもうまくいかない。何かおかしい。これは本当に自分のせいなのだろうか？　とにかく、これがまともな状態でないこと、何らかの援助が必要だということはわかった。以前に薬をやっていたおかげで、治療が必要だという説明が通用しやすくなったと言ってもいい。だって、ヘロイン中毒だったということは、一応、問題があるということなのだから。それに、私はどうしても自分自身を理解したくてたまらなかったし、周囲の世界のこともわかるようになりたかった。

そこで私は精神科を受診した。そして、そこからの紹介で、個人で開業しているセラピストのもとに通い、心理療法を受けることになった。費用は公的援助で負担してもらえることになった。

私は、自分には本当にどこか異常なところがあるのかどうか、はっきりさせたかった。ところが、

「自分は本物の人間ではない気がする」という感覚を説明すると、このセラピストは、「それは、あなたが自分には人間としての権利がないと思っていることの心理的な現れですよ」と言う。先生の話では、私は子どものときの家庭環境のせいで、自分は人間だと実感する権利を奪われてしまったのだという。そして、これこそが、唯一の理由だというのだ。

私がどんな問題を持ち出そうと、先生は必ず、心理学的な説明をいくつも提示してくれた。言葉を話す前にはいつも頭で考えなくてはならないと言うと、それは間違ったことを言ったらどうしようと恐れているせいだという。他の人の話し声を無視できない、人がたくさんいる広い場所では疲れてしまう、雑音を頭から追い出すことができないと言うと、それはおそらく、私が周囲のすべてを自分でコントロールしたがっているせいだろうという。そして、あのような混乱した環境で育ったことを考えれば、周囲をすっかりコントロールしたくなるのも無理はないという。

確かに理屈の通った説明だった。だから私は信じることに決めたが、内心ではしっくりこなかった。私はしじゅう、「もしかしたらそうかもしれませんね」と言っていたが、もっと多い返事は「わかりません」だった。ときには、「ええ、そういう可能性もありますね」と言うこともあった。でも、「ああ、きっとそうですよ、それで話がわかりました」と思えたことなど、ほとんどなかった。いつも、何かが間違っている感じがつきまとっていた。でも当時の私はそれまで、「そうか、そうだったんだ」と納得がいくなどということは、まだ一度も経験したことがなかったのだ。「納得がいく」というのはどんな感じがするものなのか、知りもしないというのに、「違う」という確信など持てるはずがあるだろうか？

テーブルの上には、さあ使えと言わんばかりに、ティッシュペーパーが置かれていたが、私は手を触れたこともなかった。先生の言葉を聞いても、何の感情もわかなかったのだから。ただ混乱を感じ、何か互いに矛盾する二つの感覚が重なっているような感じがしただけだった。先生は私のその反応を指して、それは不安とも解釈できますねと言った。家族のこと、子ども時代のことを口にしづらい状態を示しているという。でも、こんな風に頭で解釈するのが中心のセラピーで、不安になる人なんているのだろうか？　私には想像できなかった。

私は、自分の抱えている困難について話をするたびに気分が悪くなるのだった。今思えばそれは、先生の解釈がしっくりこなかったせいだったのだが、そのときはそれがわからなかった。私はただ、先生は何でもご存じなのだからと思って、信じきっていた。

テーブルの上に置いてあるティッシュは、やはり手つかずのままだった。私は、よし、これを使ってやろうと決めた。一度だけ泣いてみて、本物らしい気分になれるかどうか、確かめてやろう。本物の人間たちは、セラピーに来ると、きっとこのティッシュを使うのだろう。そう思って泣いてみたが、少しも特別な感じはしなかった。この治療法の対象は私ではなく、私が適応のためにまねようとしていた人物像だった。だから、その場で注文通りに泣いているのは、私ではなく、誰か他の人だった。

それでも、この先生は、世界でただ一人、私のことを気にかけてくれている人だったので、それは大いに救いになった。私は本当に独りぼっちで、誰か私に関心を払ってくれる人を必要としていた。だから私は、たとえ先生の言うことは違うと思っても、先生を信じようとした。先生は私なんかよりもずっと人間のことをよく知っているのだから……。それに、私はもうずっと長いこと、私以外の人間なら誰でも、私よりは正しいはずだという発想にすっかり慣れてしまっていた。それに、それまで、私が現実だと感じることは、外界の現実と一致しないことがあまりにも多かったので、私の感じることは何でも違うんだと思い込んでしまっていた。

この先生は、精神分析の訓練を受けてきた人だった。私は心理療法を受けに行っていただけだったのだが、先生は、私にも自由連想法を試してみようと考えた。でも私には、自由連想法なんて無理だった。私はただ黙ってしまうだけで、私の内側は空っぽだった。なぜこうなってしまうのか、わからない。「それは不安だからですよ」と先生は言う。「不安というのは、そんな感じがする場合が多いのです」もしかしたら、そうなんだろうか？　でも私には何もわからなかった。何でも自由に連想してみなさいと言われても、私の内面では、沈黙の中にこだまが響いているだけだった。

「何でもいいから、思いついたことを口に出してみてください」

何も思いつかない。私の連想というのはあまりにも具体的なので、頭で慎重に考えて、やっと一歩進めるかどうかだったのだ。それに、思いついたことが自動的に話し言葉に結びつくわけではないから、せっかく何か思いついても、頭で考えて言葉に変換しているうちに、それはもう、自由な思いつきとはよべないものになってしまう。でも、当時の私は、そんなことは知らなかった。ただ、何も思いつかないので、黙っているしかなかった。そして、この状態は不安と解釈することを、学習しなければならなかった。セラピーの場は、自分のいろいろな精神状態に、名前をつけていく授業のようなものになった。

先生は毎回、いろいろと心理学的な説明モデルを提示してくれて、この中のどれかが当てはまるはずですと言う。どれも、知的な意味では、面白いモデルだった。そこにはきちんとした論理がある。それに、先生はそれらの説明を私に押しつけようとはしなかった。「自分で感じを探ってみてください。どれがあてはまるか、わかるのはあなただけです。自分のことがわかるのは、自分だけなんですから。当てはまったら、そのときは感じでわかります」先生はしじゅうそう言っていた。でも私には、何の実感もわかなかった。

今思えば、本当の答えはAなのに、BかCか、ぴったりくる方を選びなさいと並べられていたのだ。

でも、当時の私にはそんなことわかるはずもなかった。内面では何の実感もわいてこない。何を言われても、頭で理屈をつけているだけだった。椅子に座っているのは、私の頭脳だった。私は外に立っているだけで、入れてもらえない。

そして、たまに私が自分から扉を開けて、本当に困っている問題を話題にしようとすると、先生には私の姿が見えなくなるらしい。先生には、私の話が聞こえていないらしい。

たとえば。小さいとき、どうしても周囲の世界が理解できなかった。私以外の全員が、私の知らないことを知っている気がした……。そんな漠然とした記憶について説明すると、上にお兄さんやお姉さんのいる人というのは、誰もがそんな思いをするものですと言われた。それに、私が育ったような家では、状況を理解するのは本当に難しかったはずだから、無理はないという。まあ、確かにそれもそうだ。私は一応、同意した。でも……。私の中にはずっとこの「でも……」がつきまとって離れなかった。でも……それだけじゃない。でも……もっと何かあるはずだ。でも……わからない。

セラピーの場では、たいていはきちんと敬意を持って接してもらえたが、ときどき不愉快な思いをすることもあった。たとえば、私は怒りや苛立ち、嫉妬といった感情を感じないのに、先生はそれを、私が感情を抑圧しているからだと言う。怒りや嫉妬というのは負担が大きすぎるので、感じないようにしているというのだ。あなたはきっと、怒る勇気がないのよ。ひとたび外に出してしまったら、手に負えないほど激しいかもしれないと思って、それが怖いのよ。

「でも、本当に怒りなんて感じないんです」

「ええ、そんなものですよ」

というわけで、怒りを感じないのは、怒りを恐れているせいということになるのだった。先生は必ず何かしら答えを用意している。そして、必ず答えを知っている人と一緒にいるのは、安心だった。

私は自分の内側をのぞいてみた。何もない。怒りどころか、怒りを抑圧した痕跡さえ見つからない。私はたいてい、自分はいつ怒るべきか、頭で考えているのだから。何か腹を立てるべき理由があるかどうか、頭で判断しているだけで、怒りも嫉妬も実感としては知覚することができないのだから。でも先生にそう言うと、怒りや嫉妬というのは、誰もが持っているはずですと言う。そういうものなのだ。先生はよく知っているのだ……。人は誰でも怒りや嫉妬を感じるものらしい。私は別です――そう言いたかったが、なかなかそんな勇気は出なかった。何かそれに近いことを言うと、必ず、あなたはきっと、自分はみんなとは違うと思いたいのでしょうと言われてしまう。人とは違う存在でありたいという私の欲求こそが問題だ――つまり、私が特別な人間になりたがっているというのだ。

これにはさすがに不愉快になったが、そんなことはなかなか言い出せなかった。やっとのことで口にすると、今度は二重に不愉快な思いをすることになった。私が先生の解釈を不快に感じたと言っているのに、先生はそれを、自分のことだと思っていないのだ。私は、幼いころに誰かに侮辱されたときの思いを、先生に投影しているだけだという。その上、私が感情を抑圧したことを認めたがらないことも、先生の説明が正しい証拠だという。本当に感情を抑圧していないなら、感情を抑圧しているでしょうと指摘されても、不愉快にならないはずだというのだ。

「さあ、どうなんでしょう」私は混乱して言った。「もしかしたら先生のおっしゃる通りなのかもしれませんね」

でも、心のどこか奥底では、先生の解釈は違うとわかっていた。ただ、どう違うのかはわからなかった。私たちのやっていることは、はた目にはごくありふれた治療のように見えただろう。先生も、自分が教えられた通りに、きちんと仕事をしていたのだろう。でも、それは少しも、治療にはなっていなかった。先生の規準によれば、今この場では何を話せばいいことになっているのか――私はそれを読みとって、それに合わせていた。それ以外のことは口に出さないよう、自分の言葉を検閲していた。それでも私はセラピーを続けた。とにかく助かりたくて必死だったから。このセラピーが正しい道だという気はしなかったが、そうであればいいのにと願い続けた。

とはいえ、このセラピーはいろいろな面で役に立ってはいた。何よりも大きかったのは、誰かが私のことを気にかけてくれているということだった。おかげで、私は自分を大切にすることを覚えたし、危険で破滅的な世界から離れることができた。私のことを気にかけてはくれるが、干渉はしない人。私はそんな存在を必要としていたのだろう。

また、人間の行動について、いろいろな説明を聞いたのも、大いに役に立った。私自身には当てはまらない説明だったが、他の人たちの行動原理を知るのには助けになった。他の人たちの行動が、これまでのように不可解ではなくなったので、人と一緒に過ごすのが楽になった。

でも、破滅的な行動はやめてみたものの、代わりになるものは何も見つからなかった。私の中には空っぽの空間があるだけだった。私は毎週、セラピストのオフィスに通ったが、たいていは、ただ黙っているだけだった。

とにかく「誰か」になりたかった。でも、その「誰か」の選択肢の中に、「私」は含まれていなかった。だから、誰か他の人にならなくてはならない。自分には中身なんかない。

これまでの、強気で大胆な態度も、捨ててしまった。これまで持っていた性質も、みんな捨ててしまった。子どものときの好き嫌いも、捨ててしまった。もう今では、自分の好みさえ、ほとんどわからなくなってしまった。自分が飢えているのか満たされているのかも区別できない。自分はどんな音楽が好きなのかもわからない。いや、そもそも音楽自体が好きなのかどうかもわからない。本を読んでも、自分は今、面白いと思っているのか、それとも惰性で読んでいるだけなのか、区別がつかない。

あれをしたいのか、これをしたいのか、それもわからない。疲れているのかいないのか、寒いのか寒くないのか、退屈しているのかいないのか、何もわからなくなってしまった。

私は他の人たちを真似することにした。今では、前よりも人と接することが増えていたから、とにかく「誰か」にならなくては都合が悪かった。人と一緒にいると、何がほしい？　どう思う？　ときかれる機会も増えるからである。だから、知り合いになった人たちの特徴を切りとっては、少しずつ自分に継ぎ足していった。特に好んで採用するのは、自信ありげな人たちの特徴だった。私はこの作業を、恐ろしいほどの巧みさでやってのけた。

まるでカメレオンだった。話をするときには、カリンのため息をそっくり真似る——ただし、カリンのいない所でだけ。音楽の好みは、マリアの趣味をそのまま採用した。だから、マリアとは音楽の話をするわけにはいかない。私は、何でも入る空っぽの瓶。中身は何でも良かった。他の人たちの行動は、ただパターンとして瓶に入ってくる。私はそれを使って、「誰か」になったような気分、本物の人間になった気分を味わおうとしていた。

こんな方法を身につけたのは、人とかかわり合えるようになるためだった。「誰でもない人間」には、人とつながることなどできない。人とつながりたかったら、とにかく「誰か」にならなくてはならないのだ。

私はグループでのつき合いはひどく苦手だったから、誰かとつき合うといっても、いつも一度に一人ずつだった。私の知人たちは、みんな、お互いのことを知らなかった。そうでなかったら、こんな人真似は破綻していただろう。

人とのつき合いが難しくなる理由は他にもあった。私には、人と交流しながら、同時に他のこともするのが難しかった。たとえば、会話をするには大変なエネルギーがいるので、じっとテーブルについたまま、会話だけに集中していなければ無理なのだ。

会話というのは、思考をつなぎ合わせるだけではすまない。自分と相手の話し出すタイミングも、常に計算していなければならない。相手の言ったことをきちんと理解するには、頭の中でいちいち解釈しなおさなければならないし、それも、もたもたしていると思われないよう、急がなければならない。「ちょっとそれ」と言われたら、「そのグラスをとってください」という意味だということに気づかなければならない。やっかいなことに、「ちょっとそれ」という台詞を何百回聞いたところで、決して自動的にわかるようにはならないのだ。いくら経験を積んでも、やはり毎回、意識的に解釈しなければならないことに変わりはない。丁寧な表現になればなるほど、言葉の表面的な意味と本当の意図とがかけ離れていくというのは不思議だった。

こうして休みなく考え、解釈し続けながらも、相手が一人なら、会話をすることができた。そして、とても元気なときなら、周囲に人がいても、よぶんの音をより分けるくらいの余裕はあった。でも、それ以上複雑なこととなると、もう無理だった。会話をしながら動くとなると、限界を越えてしまう。私には、歩きながら話すということができない。なぜなら私は、自動的に歩くことができず、歩くためには頭で考えなくてはならないのだから。立ったまま話すのは、歩きながら話すのに比べれば簡単だったが、やはり長時間だと疲れてしまう。まるで、思考の力で身体を直立させ、倒れるのを防いでいるかのようだった。でも、当時の私は、これがおかしいなんて知らなかった。私は最初からずっとこうだったのだし、比較する対象などなかったのだから。ただ、自分は横着なのだと思っていた。みんなと同じ時間だけ立っていられないということは、自分は横着で、ものぐさなのに違いない。

こういう条件が重なると、人とつき合うのは難しくなってしまう。何の用事もなく、交際のための交際などすれば混乱してしまう私のことだから、人と一緒に何らかの活動ができたなら、その方がよほど楽だっただろうに。でも現実はそうはいかなかった。何かをしながら、人ともつき合うというのは、物理的に両立できない。それに第一、私には、みんなと共通の趣味がなかった。みんなのやりたがる活動というのは、不器用な私にはついて行けないものが多かったからである。私はスキーもスケートもできない。ボールを使うゲームもお手上げだった。いつみんながボール遊びをしようと言い出すかと、ずっとびくびくしていなければならなかった。私にはできないことが多すぎた。いつでも、避けなければならないことが多すぎた。

ときには、一緒にあれをしよう、これをしようと誘われることもあった。参加したくないのだが、ちゃんと理由が説明できない。こんなことも言えないなんて、自分は愚か者のような気がしてしまう。でも、とにかくきっぱり断るのが一番かしこい選択だった。自分の身体の部品のそれぞれが今どこにあるかを自分では知覚できない上、距離を目測することもできないのだ。そんな私が、斜面でスキーをしている最中に、上と下との区別を見失ってしまったら、命にかかわることになる。

私には、自分の手に負えることと負えないことの区別だけは、はっきりわかっていた。ただ、その理由がわからなかったのだが。自分の手に余ることはやってみようとしないので、人には臆病者と思われてしまうことになったし、自分でもそうなんだろうと思った。

運動が苦手なのは、単に身体の感覚が鈍いからではない。私は、汗をかくことができないのだ。どんなに暑くても、どんなに努力してみても、わきの下がほんの少し湿るだけで、汗は出てこない。熱の出口がないので、ただ身体の内側がどんどん熱くなって、圧力が増していくばかりだった。おかげで運動と名のつくものは何でもひどく苦しかったが、それでも私は、とにかくみんなと同じだというふりをし続けた。ひたすら自分に鞭打って、持って生まれた頑固なこだわりの力を総動員して。それでもうまくいかないので、すべては自分が怠惰なせいだと私はまだ信じていた。とにかく、もっと努力するしかないのだと思っていた。

　私が人とつき合おうとしたのは、本物の人間になりたいからだった。自分は正常だという感じを味わいたかった。他人と何かを分かちあいたいという気持ちは、理屈で考え出したものだった。私の感情は、独りぼっちで時間をすごすことを、少しもつらいと思っていなかった。

　私は絵をたくさん描き、画家になりたいと思った。画家。とにかく一人でいたいという人間には、ぴったりの職業ではないだろうか？　画家という名目があれば、孤独な生活を送っていても正当化されそうではないか？　人と一緒にいなくても、私はさびしくなかった。でも、自分がさびしくならないということは、さびしかった。何とか改めなくてはと思っていた。

　そのうち、お酒を飲んでいれば、人とつき合うのが少し楽になることを覚えたので、私は、ワインをたくさん飲むようになった。まあ、たくさんといっても、みんなよりたくさんというほどではないけれど。

　でも他の人たちには、家に帰れば、ちゃんと他の人間関係もある。両親がいて、恋人がいて、子どもがいて、親戚がいる。ワインなど飲まなくても続けられる人間関係がある。でも私には、誰もいなかった。

17. 仕事との出会い

私はまた、託児所で働くようになった。職場ではどうやら好かれているようだった。規則は律義に守るという私の性質は、仕事の上では有利になった。寝過ごすこともなく、遅刻することもなく、義務は完全に果たす。私は当てにできる職員だった。私にはいくつか、良すぎるくらい良い点もあるほどだった。普通の人間なら本来あるはずの短所が、ところどころ欠けていたせいかもしれない。内面から突き上げてくる衝動というものが最初からないところにもってきて、とにかく本物の人間になろうと必死だったから、私は一種、異常なまでにまじめなキャラクターを作ってしまうことになったのである。

子どもと接するのがうまい点も評価された。私は、子どもに何をされようと、決して腹が立たなかった。子どもがいくらむずかろうと、だだをこねようと、同じことばかりしつこくくり返そうと、まるで平気だったので、自然と、みんなが持て余した子どもを担当することが多くなった。

みんなに持て余されていた子の一人に、言葉がなかなか覚えられない女の子がいた。ニーナといって、もうすぐ三歳になるのだが、何を言っても同じに聞こえる。ニーナはよく先生の服を引っぱって、椅子を指差しては、「いす」と言おうとするのだった。そして、先生にも「椅子」と言わせ、それをくり返そうとする。これを何度も何度もやりたがるのだ。職員はみんな困っていて、これは強迫観念なのねと言っていた。いくらつき合ってやっても、決して満足することはないのだから、言いなりになったって何の意味もない。そう思われていた。誰かがくり返しを途中でやめたり、他の言葉に変えさせようとすると、ニーナは怒ってぴょんぴょん跳ねるし、別の遊びに誘おうとすると、ぐずぐず泣きながら大人の服を引っぱるのだった。

ニーナの組は受持ちではなかったので、私はあまりニーナとじっくりつき合ったことがなかった。ところがある日、みんなで中庭に出ていたとき、数人の職員が不平を言っている声が聞こえた。ニーナには手がかかってしかたがない、もうがまんができない……。

みんなは、ニーナが楽しげに笑って他の子どもたちと一緒に遊んでくれるようにと思い、いろいろと手を尽くしたのに、本人は乗ってこなかったらしい。何を言っても言うことをきかず、ひたすら言葉をくり返すばかりなのだという。誰もはっきりと口には出さないものの、ニーナはおもしろくない、可愛げのない子だと思っているようだった。

みんなの不平を聞いているのは辛かった。私はニーナにうんざりしたことはないし、ニーナのことでみんなが疲れてしまっていると思うと憂鬱だった。そこで私は、ニーナを預かって、部屋に入ることにした。

こうすればいいというアイディアがあったわけではない。ただ、言葉をくり返すことが、この子にとって、よほど大切なことなんだなと思っただけだった。動機など、見当もつかない。でも、何か切実だというのはわかる。そして、それが切実だってことは、ちゃんとわかっているわよと伝えたくてたまらなかった。幸い、私には時間があったし、忍耐力もあったから、いくらでも相手をすることができる。別に、ニーナを子どものころの自分と重ねて見ていたわけではない。それでも、このくり返しはニーナにはよほど大切なことなんだなと直観的に気づくことができたのは、きっと子どものときの経験のおかげなのだろう。

二人で部屋に入ると、ニーナはまっすぐ窓のところへ行って、外に止まっていた車を指差し、「つーま」と言った。

「くるま」私は言った。

「つーま」ニーナが言う。

「くるま」私はくり返す。

こうして、私たちは何度も何度も続けた。私はいっこうに平気だった。大変だとも思わなかったし、飽きることもなかった。私たちは、ただくり返した。「くるま」「つーま」「くるま」「つーま」……。

三〇分くらいたったころ、ニーナの言葉の最初に、どうやら「く」らしい音を聞き分けることができた。今では、よく聴けば「くうま」と聞こえないこともない。

そして、一時間後——私は何回「くるま」と言っただろうか？　何千回という単位だろうか？——ニーナは「くうま」が言えるようになっていた。ニーナは「くうま」が言えて嬉しいらしく、ごきげんで微笑んでいた。

そうしてしばらく「くるま」「くうま」をくり返すと、にわかにニーナが向きを変えた。そして、今度は電気スタンドを指差して、「えんく」と言う。ニーナは今や、自分から次の言葉に気持ちを移したのである。

それを見て、私にもわかってきた。これはこだわりでも何でもなかったのだ。他の子なら二〇回も練習すれば言えるようになる言葉を、ニーナは千回やらないと言えないだけのことだったのだ。それだけではない。ニーナは、自分にはたっぷり練習が必要だということを、自分で知っていたのだ。そして、大人に手伝ってもらおうと、自分であんなに努力していたのだ。ニーナのくり返しは、けっして過剰だったわけではない。単に、ほとんどの大人たちにとっては、多すぎただけのことだったのである。

そうしているうちに、実は、ニーナもなかなか聞き分けがあるということがわかってきた。たとえば、私が忙しくて手が離せないときに言葉の練習をせがまれても、今は忙しいけど、昼ご飯の後で少しできるわと言うと、ニーナは簡単に納得してくれる。それに、言葉の練習を途中で打ち切ることもできるようになった。理由を説明して、後で続きをしようねと約束すれば、ニーナは怒りも泣きもしない。自分の欲求を少しは理解してくれる人がいるとわかってしまうと、納得して、妥協することもできるようになったのだろう。そして、一度納得してしまうと、心に余裕ができたのか、少しは可愛らしいところも見られるようになってきた。

私が子どもと接するのが上手だったのは、限りなく辛抱づよかったせいであり、また子どもの立場になって考えることができるおかげだった。教育法など勉強したこともないし、理論一つ知らない。そんな私でも役に立てることがあるんだと実感すると、この仕事をしていてよかったと思った。そして、私がいちばん力を発揮できるのは、ニーナのような子を、一対一で相手にしているときだった。

でも、託児の現場では、一対一で子どもと接する機会などめったにない。それに、託児所の仕事には、私には難しすぎるものも多かった。私は自分のできない仕事を避けたり、能力の低さを隠したりするために、大変な苦労をしていた。

たとえば、子どもたちの保護者と接するのも、苦手な課題の一つだった。保護者たちは空っぽの顔にしか見えず、互いにとけ合ったりくっつき合ったりするのだった。名前も覚えられなければ、どれがどの子の親なのかもわからない。子ども三〇人と職員一〇人も覚えきれないでいるのに、それ以上は不可能だった。

だから私は、保護者と顔を合わせる状況はなるべく避けて回ろうとした。「うちの子の班では、今日は何をしてました?」なんてきかれるようなことがあってはならない。どの班のことを答えたらいいか判断するためには、誰が誰の親かを覚えなくてはならない。でも私には、どの子の親かという以前に、会ったことのある顔かどうかさえわからないのだ。とにかく、こんな状況を避ける手段を考えなければならない。

本当は、保護者となど、一切顔を合わせずにすめばいいのだが、そうもいかない。だから私は、できる限り早番を担当することにした。帰りに迎えにくるときよりも、朝、子どもを預けにくるときの方が、質問をされずにすむからである。

それでもこのときの私は、どうして自分は、保護者と接するのにこんなに苦労をしているのか、その理由がわからなかった。説明できる用語を持っていなかったのだ。とにかく、日々の生活の一分、一分を無事にさばいていくことで手一杯で、理由を考える余裕などなかった。他の職員に、責任逃れをしていると思われているのはわかっていた。でも、子どもの相手をするのがうまいから、いろいろ変なところがあっても大目に見てもらえているのもわかっていた。

託児所のように混沌とした環境では、感覚刺激をより分けて解釈するのが大変になり、ひどくエネルギーを消耗してしまう。もう、フルタイムで働くのは無理だという気がしてきた。でも、社会の規準から考えたら、私は若くて健康なのだから、週四〇時間の勤務がこなせない理由などあるはずがない。だから例によって私は、きっと自分は怠け者なのに違いないと考えた。他のみんなだって、仕事はきついのだ。私だけ文句を言うのはおかしいではないか？　私は勤務時間を半分に減らし、出費を切りつめて半分の給料で暮らそうとしてみた。それでも、どんどん元気がなくなっていくばかりで、仕事以外何もすることができなかった。

周囲の音を追い出すことができず、何でも聞こえてしまうというのは、ひどく疲れることではあったが、託児所の仕事では役に立つこともある。部屋の中では、たくさんの子どもたちが、いくつものグループに分かれて遊んでいる。そんなとき私は、たとえ一人の子に付きっきりで世話をしていようと、全員が何をしているか、常にわかっていた。どんな物音も聞き逃さないので、けんかが始まればすぐに仲裁できるし、誰かが今にも転びそうだというのもわかる。隣の部屋のできごとまでわかった。全方向に目がついていて、死角がないのと同じだった。

でも、これでは消耗が激しくてしかたがない。はっきり言って無理だった。私はときどき、倉庫に逃げこんで感覚を休ませようとするのだが、ほとんど何の役にも立たなかった。どうして自分はいつもこんなにぐったり疲れているのだろう？　答えはやはり謎だった。

それでも私は、たいていは何とかバランスを保っていた。勤務中にぼうっとして、周囲に反応しなくなってしまうことは、めったになかった。あったとしても、他の人を当てにできるとわかっているときに、ほんの短時間だけのことだった。一人で子どもたちを見ているときは、どんなに消耗していても、とにかくがんばり続けた。

私はよく、給食の調理を買って出た。職員は全員がすべての仕事を少しずつ担当することになっているのだが、選択の余地があるときは、必ず台所の仕事に名乗りを上げた。確かに、調理も簡単ではない。いくつもの作業を同時進行させるのは難しい。この材料が煮えるまでにはこれくらいかかるから、両方同時に仕上がるようにしようと思ったら、ジャガイモはいつ入れたらいいのだろう？　テーブルの準備は先にすべきだろうか、それとも後でいいのだろうか？　サラダはいつ作り始めればいいのだろう？　量はどれくらい必要だろう？　それだけの作業をしながら、担当の子どもたち二人を、台所に連れて行って、そこで見ていなくてはならない。

それでもやはり、調理を担当する方が楽だった。台所の方が静かで刺激が少ないし、仕事も安定していて、見通しが立てやすい。一度きちんと作業手順を決めてしまえば、後はそれに従っていくだけでいい。誰かが途中で何かを頼みに来ることもなければ、急に予定が変更になることもない。

日によって、みんなで一斉に外出する行事などがあると、その日は台所で子どもたちを見ている必要もなかった。一人で調理だけしていればいいというのは、まるで贈り物のような時間だった。そんな日は、仕事から帰っても、すぐに横になって寝てしまわなくてもすむ。仕事以外に何かするエネルギーが残っているのはそんな日だけだった。

でも本当は、この仕事をしているのは、子どもが好きだからだった。中でも、子どもたちの要求を理解し、手を貸してやれるのが嬉しいからだった。確かに私は、食料品や資材の在庫を確認し、整頓したり、時間割表を書いたり、道具を整頓したりするのは得意で、重宝されてもいた。感覚情報が多すぎて疲れてしまうと、その種の仕事に逃げたりもした。でも本当はそんなことをするために託児所で働いているわけではないのだ。子どもたちと接する方が、ずっと喜びが大きかった。

そもそも子どもが好きだからこそ、託児所で働くことにしたのに、こうして子どもたちを避けてばかりいるなんて、情けないし、申し訳なかった。どうしてこんなことになってしまうのか、自分で自分に説明することができなかった。

私の得意な分野は同僚たちにも認められていたけれど、やはり私は、完全には責任を果たしていないと思われているし、職員としては力量不足だと思われている。それを思うと、情けなかった。私はみんなの一員にはなれない。いつもどこか部外者で、一人前ではなかった。

子どもたちと一緒に外出するのはひどく苦手だったので、留守番に残るチャンスがあれば、必ず飛びついた。慣れない場所でたくさんの子どもたちに目を配るには、私には荷が重すぎた。それでも、どうしても行くしかないときは、ない力をふりしぼってやり通すのだった。

ただ、どうして自分はこんなに力が出ないのか、どうしてだんだん落ちこんでいくのか、なぜこんなに消耗してしまうのか、やはり理解できなかった。好きな仕事なのに、おかしいではないか。それに、他の職員も、こんなに良くしてくれるのに。私はみんなにも大切にされていた。冷静に物ごとを観察しているというので、何かあればよく意見を求められた。みんなの気づかないような細かい点まで見逃さないし、あわてて結論に飛びつくこともなく、よく考えてからものを言うので、私の意見は尊重されていた。それに、何ごとにも感情的にならないので、もめごとがあるとよく仲裁を頼まれた。功名心もなければ競争心もなく、プライドもなかったので、誰とも衝突することはなかった。子どもたちにもだいたいは好かれていた。まあ、いつも代わりばえしないし、すぐに手の内が読めてしまうので、健康な子どもたちにとっては、少々退屈な大人だったかもしれないが。

それなのに、これだけ恵まれていながら、やはり私はやっていけなかった。こんなのおかしい。説明がつかない。生まれて初めて、これなら得意だと思える仕事を見つけたのに、その仕事でこんなにぼろぼろになってしまうなんて。自分の好きな仕事をするというのは、一番簡単なことのはずではないのか？　こんな簡単なことができないなんて、いったい私のどこがおかしいのだろう？

それに、仕事もやっていけないし、仕事以外の生活は何もないのでは、何を支えに生きればいいのだろう？　毎日を無事に切りぬけたい。それは本当だけれど、でも、それだけというのは悲しかった。どうして自分はこんなに怠け者なのだろう？　これが自分のやりたい仕事のはずなのに、どうしてこんなに間抜けで、やる気がないのだろう？　どうして自分には、ちゃんと人並みの生活をすることさえできないのだろう？

18. 「普通」の男性との出会い

こうして、薬はやめたものの内容は空虚な日々が数年過ぎた後、私はディルクに出会った。ディルクは私を選び、私は選ばれるに任せた。ディルクとの関係は、私がこれまでの人生で学んだ法則と一致していた。「互いに矛盾する正反対の要素が共存しているものこそ真実である」――私はディルクが好きだったし、同時に嫌いでもあった。だから、すべては法則通りであり、あるべき姿におさまっていると言えた。矛盾する二つの真実が一緒になって、現実を構成するのだ。

ディルクはベルギー人だが、スウェーデン生活はかなり長いという。ベルギー人の経済学者なら、スペイン人のヘロイン依存患者ほど破壊的ではなさそうだ。彼は、これまで見てきたどの男性よりも、普通そうだった。普通で、現実的な、本物の男性。これこそ、私の求めていた要素だった。

私は恋人がほしかった。どうしても正常になりたかったし、恋人がいるというのは、正常さの規準の一つだと思っていたからである。それに私は、男性と生活を共にしたかった。恋人たちというのは一緒に住むものだと思い込んでいたからでもあるし、お手本にする人がほしかったからでもあった。誰か、普通の生活を知っている人、真似をする相手がほしかったのだ。

そんなわけで、今度はディルクが私のお手本になった。ディルクは本物の人間なのだから、もしかして、彼の本物らしさが私にも少しは移らないだろうか？　ディルクの暮らしかたに合わせれば、もしかして、私も本物の人間になれないだろうか？　私は自分がこんな目的を持っているなんて気づいていなかった。でも、自分が生きる場を求めて、居場所を求めて必死だということはわかっていた。

すべり出しはなかなか順調だった。私はいつもの通り、自分が「誰か」になったような気分を味わうため、他の人の真似をしていた。だから、ディルクが見ている私の姿も、他の人の真似だった。ディルクが愛しているのは、借り物の性質なんだ——私はそれを感じていた。最初のうちディルクは気づいていなかったけれど、彼がつき合っている相手は私ではなく、私がでっち上げた女性だった。

でもそんなものがうまく行くはずがなかった。私のでっち上げた女性は、実在しない、空っぽの人間。そして、演じている私さえも、やはり本物の人間ではない。私の本当の姿を見たことのある人なんて、一人もいないのだから。私自身さえ、見たことがないのだから。

うまくいかなくなったのは、つき合いが深まり始めたころだった。作り物の人格では、本当に親しくなることなどできはしない。でも、では誰になればいいというのだろう？　私にはわからなかった。私はまたしても、姿を隠してしまうようになり、話しかけられても、返事もできないことが増えてきた。ディルクはだんだん、そんな私にうんざりするようになっていった。

私には、ディルクが苛立っているのがわからなかった。自分では苛立ちというものを感じた経験が一度もないので、理解できなかったのである。それでも、たとえわからなくても彼の怒りは痛かった。鋭く堅い、軽蔑の言葉をぶつけられるのは痛かった。そして、痛い思いをすればするほど、私はますます口をきかなくなっていった。

ディルクに言わせると、私が壁の後ろに隠れてしまうので腹が立つのだという。お前はこの場にいようとさえしてないじゃないか。第一、人に呼ばれたら、返事くらいしたらどうなんだ？　そんなことを言われても、私には無理だった。話しかけられるたびに、必ず間違いなく返事をするなんて、できるはずがない。私はますます不安になり、とにかく自分の弱点を隠そうと必死になった。一方ディルクはどんどん冷たく、意地悪くなっていくのだった。でも、私はひどいことを言われても、するりと逃げてしまう。あるいは、言われたことの意味が最初からわからないこともある。それを見ていると、ディルクはますます攻撃したくなるようだった。どこまで追いつめることができるか、私がどこまで耐えられるか、見てみたくなるらしい。

これまでにも、口ではやさしいことを言いながら、同時に私を攻撃する人はいくらでもいたので、私はすっかりそれに慣れてしまっていた。小さいときから、そんな目にばかりあってきたのだから。それにしても、ディルクがどうしてこんなに意地悪をするのか、不思議でしかたがなかった。私のことが好きでないなら、一緒にいる必要などないではないか？　わざわざ一緒にいて、意地悪をしたいだなんて、ひどく不可解でまごつくばかりだった。私には、人に意地悪をしたいと思った経験もなかったので、そういう欲求を理解する素地がなかったのである。だから、今、自分がいじめられているのだということが把握できず、ずいぶん無理ながまんをすることになってしまった。その上、理解できないものを理解してみたいという気持ちもあったので、彼と別れようとは思わなかった。

私には、ディルクが意地悪を言っているのはわかるが、その内容まではよくわからない。意味もわからないのに「ひどい」と思うのはおかしいのではないか？　私は、意味がわからなくても怒っていいのだなんて知らなかった。自分はいつ腹を立てるべきか、今はどんな気持ちになるべきか、私はとにかく頭で考えて割り出そうとしていたのである。

ディルクは、君はいつも僕の一歩後ろをついて歩いては、何でも真似をすると言って不満げだった。確かに彼の言う通りだった。彼は私のお手本だったのだから。私はディルクの出かける場所に出かけ、ディルクの食べるものを食べ、ディルクと同じことをした。そうすれば、少しでも人間に近づけるかもしれない、少しでも本物に近づけるかもしれないと望みをかけていたのだ。

私は、苦手なものをがまんできるように、努力しようと思った。でも、一人では無理だった。誰かの助けが要る。そして、近くにはディルクしかいなかった。それに私は、生活していくためには何をしたらいいのか、見せてくれる人が必要だった。私には、生活の型が必要だったのだ。

でも、ディルクと暮らしていると、私はどんどん息苦しくなっていった。ディルクはますます意地悪くなる。なのに私は、ディルクを失わないよう、必死でしがみつく。恋人がいれば、「これが私の彼よ」と言うことができれば、その分だけ本物の人間に近づけると思っていたからである。

このころになっても、私はまだ人の言葉を字義通りにしか解釈できず、相変わらず誤解ばかりしていた。何でも明確に、具体的に言われないと、私にはわからない。ところがディルクはこれを知ると、ことさら曖昧な言いかたをするようになった。また、私は状況をきちんと把握していないと不安になるということに気づくと、何でも「君には関係ない」と言うばかりで教えてくれなくなった。その上彼は、しじゅう嘘ばかりつくようになった。それも、何でもないような些細なことに至るまで嘘をつくので、わけがわからない。さらに、私が車道を横断できないでいたり、何でも周到に計画を立てたりしていると、笑い物にしたり叱りつけたりする。

ディルクの嘘はどんどん増えていった。なぜ嘘などつくのだろう？　さっぱり理由が解せなかった。私は落ちこみ、混乱する一方だった。自分なんか誰でもないような気がした。君が僕とつき合ってるのは、僕のことを誤解してるだけだろう、君は何もわかっちゃいない、僕を自分の思い通りにしようとしているだけだろう……。そう言われると、きっとそうなんだろうと思って、信じてしまった。自分以外の人の言うことだもの、正しいに決まっている――私はすっかり、何でも他人の意見の方が正しいのだという考えに慣れてしまっていたのである。

仕事もこなせなかった。男の人ともやっていけなかった。ディルクと別れたときにはもう、自分なんて本当にだめだという気がしていた。そして、ぼんやりと、自分にはどこか悪いところがあるのだろうかと考えた。小さいときからずっと頭を離れたことのない疑問だった。

私は心理学の本を次々と読み漁った。なんとか謎を解きたい。どこかに、自分そっくりの話が載っているはずだ……。たしかに、ときおり断片的に、自分にも覚えのある記述を見かけることはあった。でも、自分のことなどより、周囲の人々にぴったりあてはまる記述を見つけることの方が多かった。

私はとにかく乱読した。心理学の専門書からキリスト教がらみの本まで、手当たりしだいに読んだ。どこにヒントが隠されているか、わからないのだから。

たとえば、あるときは「あなたの孤独を理解するために」という本も読んでみた。裏表紙によれば「言葉でも行動でも癒せない孤独に苦しむすべての人々に捧げる本」なのだそうで、読んでみると、ありとあらゆる孤独について、立派な言葉が並んでいた。しかし、私の抱えている孤独に似たものはどこにも書かれていなかった。私は答えを求めてそこら中を探し回った。目の前に現れたものは何でも、ひょっとして今度こそ助かるかもしれないと思って調べてみた。

私がこうして原因を探しているのを見て、心理療法の先生は、私が自分につらく当たっていると解釈し、もっと自分にやさしくすべきだと言う。でも私は無意識のどこかで、じっと座って自分にやさしくしていたのでは助からないと知っていた。私の神経系は、適度に刺激してやらないと眠り込んでしまう。それに、とにかく手遅れになる前に、この謎を解かなければならない。はっきりとは言えないけれど、何もかもがおかしい。どこかおかしい。助かろうとする気力も尽きて、自ら死を選ぶようなことにならないうちに、早く謎を解かなくてはならない……。

私は次々と医学書を読んだ。そして、こんなことをしている自分は、心気症に違いないと思った。いろいろな疾患や障害の説明を読んでは、ときおり、自分と重なる部分を見つけたりしていたからである。でも、心気症といえるほど思い込みが強かったわけではない。自分はあの病気だ、この病気だと信じたわけではなかった。自分に当てはまらない記述も非常に多かったのだから。

ただ、答えは見つからなくても、心理学や医学の本は面白かったので、私はどんどん読み続けた。どうしても知りたい。どうしても理解したい……。でも、私が知りたい一番大切な疑問にずばり答えてくれる本は、どこにもなかった。それに、私の疑問はまだ漠然としたもので、ちゃんとした問いの形にすることもできていなかったのだ。私は図書館に通いつめて、先天障害を扱った蔵書は片っ端から読みながら、これは趣味なんだ、ただ興味があるだけなんだと自分に言い聞かせ続けた。図書館にあったのは古い本だったので、「異常」だとか「畸形」だとかいった用語が使われていた。こうした本の中に、自分の姿を探しているのだということは意識していなかったし、実際、自分とそっくりの話が出てきたこともなかった。ただ、自分には一つか二つ、知的障害の人たちと共通する身体の特徴があるのがわかった程度だった。

今の私には、以前は欠けていたエンジン、内から自分を動かしてくれるエンジンがあった。このエンジンを動かしているのは、わからないものを理解したいという、一生の願いだった。でも私にはエネルギーが不足していた。そうそういつも十分なエネルギーを生みだせるというわけにはいかない。スピードが落ちると、すうっと自分の内側に沈んでしまうか、ぼろぼろに疲れてしまって、生きているのがいやになってしまう。

理解したいのは自分自身だけではない。他人を理解しようという努力も続けていた。みんなのおしゃべりに耳を傾け、雑談を覚えようとした。それはまるで、坂をのぼるような作業だった。懸命に雑談を分析し、正しい話題を、正しいタイミングで話せるようになろうと、自分を訓練した。でも私には、おしゃべり自体が目的でおしゃべりをするというのがわかっていなかった。だから、相手の人のことを正しく知ろうと観察するばかりだったし、何かちゃんと話せる内容があるときしか口を開かなかった。雑談なんて、表面的で浅薄だと思っていたのだ。

ところが、他の人たちがおしゃべりしているのをよく見ていると、だんだん、どうも違うぞとわかってきた。どうやら水面下では、会話以外のことも同時に進行しているらしいのだ。みんなのおしゃべりというのは、単なるおしゃべりではないらしい。なのに私は、何でも真剣に考えてしまう。だって、私にはそれしかできないのだから。

折あしく、そのころの私は、セラピーの影響で、自分はこんなことではいけないという思いが強くなっていた。もっと気楽なタイプにならなくては、あまり考えずに、素直に反応するようにならなくてはという思いがつのっていった。きっと自分にだって、素直に反応する力はどこかにあるはずだ。毎日の生活にこんなに手一杯でなければ、周りが理解でき、周りにも理解してもらえれば、少しはエネルギーが残るはずではないか？

私はもう一度勉強をしてみたくなった。学校時代に成績が悪かったのが努力不足のせいだったとしたら、あるいは、セラピストの先生の言う通り、家庭環境のせいだったのなら、今度はうまくいくはずだろう。それに、仕事がやっていけないのなら、何か別のことをやってみなくては。そこで私は、成人学級の大学入学資格コースを受講することにした。

必要な単位はどんな順番で修得してもよいということになっていたので、まずは簡単そうな語学から始めることにした。すべり出しは順調だった。成績は常に一番で、最初の一学期で三年分のスペイン語の単位をそろえてしまった。ディルクと暮らしている間にすっかり失ってしまった自信も、少しはとり戻せた気がした。

ところが、そのうちに別の科目も受講するようになると、やはりそう簡単にはいかないことがわかった。それでも私は、たとえ苦手な科目でも、何かできそうな分野を見つけては、そこだけに力を注いで埋め合わせた。たとえば、自由研究のときに集中的にがんばれば、何とかそこそこの点をとることができた。先生方は、私の熱意だけはわかってくれたが、どうしてこの生徒はできない課目となるところもひどくできないのかと不思議がるのだった。

事実を暗記する力には問題はなかった。だからきっと、昔風の学校でだったら、もっとうまく行っていたのだろう。歴史的事件の年号や、歴代の国王の生没年を暗記するような勉強だったら、優秀だったのだろう。しかし、近代的な歴史教育では、物事のつながりを理解する力が重視される。この事件はどのように起きたか？　その原因は？　この戦争の流れを決めた要因は何だったか？

私は本とにらめっこして、つながりを見つけようとしたが、それは容易なことではなかった。私の頭の中では、事実はそれぞれ独立した仕切りの中に納まってしまい、どうしても互いにつながってくれない。細部を見つめてみたり、ばらばらに分解してみたり。そうやって、全体像が立ち現れてはこないだろうかと待ってみたが、たいていは無駄だった。こんなことなら、自分は怠け者だと思い込んでいた方がましだったのに。どこまでもどこまでも努力して、それでもなぜかできないなんていうより、「怠け者で頭が悪いんだ」という慣れ親しんだレッテルの方が、まだ耐えやすかったのに……。

理科の授業では、化学が全くお手上げだったので、代わりに地質学の年代や岩石の名前を完璧に覚えることにした。それに、人体の構造や生理は習わなくてもすでに知っていた。何といっても、あれだけの医学書を読破した私なのだから。ところが、試験の結果を見た先生は首をかしげた。私の答案は、化学以外の分野は満点なのに、化学だけが零点だったのだ。先生は少しでも良い成績をつけようとして、「そのときだけ、調子が悪かったんじゃないの？」と言ってくれた。化学だけ、次のクラスと一緒にもう一度履修してみたら？　そうしたら、理科全体でもっといい評価をしてあげられるわ。

私は、なぜ化学だけわからなかったか説明できないので、言われるままに再履修することになった。私は本当にがんばった。何時間でも教科書をにらんでは覚えようとした。でも、何も頭に入ってこなかったし、せっかく覚えたと思ったものも、すぐに抜けていくのだった。二度目の試験も失敗だった。なぜなんだろう。わけがわからない。このように、いくら努力しても効果がないと、自分はまるきりだめな人間だという気がしてくるのだった。化学以外の分野を見れば私が努力していたことは明らかなので、先生は、もっといい成績をあげたかったのにと残念そうだった。

こうして私は、努力の末、いくつもの科目で好成績を修めたが、それでも修了証書はもらえなかった。どうにも手に負えない科目が一つあったせいだった。数学である。数学という科目には、一点豪華主義で挽回できる単元など一つもない。私はやはり、数学を理解するのに必要な思考というものが、どうしてもできなかった。基本の基本さえわからない。一つの問題の中にキロメートルやらマイルやらリットルやらが同居していると、みんなごっちゃになって空中を漂うばかり。用語も記号も、もつれてダンゴになった輪ゴムのようだった。輪ゴムの一本をつかんだかと思うと、さっきまで押さえていた別のゴムがするりと手から抜け、元のダンゴになってしまう。よくても最初からやり直し、悪ければよけいにもつれていくのだった。

誰かがつきっきりで説明してくれると、一応、最初の数を二番目の数で割らなければいけないというところまではわかる。でも、なぜ割り算なのか、そこまではわからない。だからパターンをつかむことができないわけで、同じ計算が別の場所で出てきたら、もう見分けられなかった。その上、表現が少しでも変わると、もう同じ問題だということがわからなくなってしまう。何を試しても、役に立たなかった。カバーする策もないのでは、どうすることもできなかった。数学の単位をとらないと、修了証書はもらえない。私はまたしても、失敗してしまった。

私はまた託児所で働くようになった。でも、この種の仕事に必要な気力はまだ回復していなかったのだろう。混沌とした環境の中で、雑多な感覚刺激をより分けるなんて無理だった。それでも粘りに粘って、何とか仕事は立派にこなし続けたのだが、エネルギーは枯渇し、神経もすり減るばかりだった。私という人間はだんだん中身がなくなっていく。自分が消えていくのがわかる。

感覚のせいだけではない。何でもかんでも準備しておかなければならないということも、エネルギーを消費していた。何をするにも、手順を一つずつ、頭で計画しておかなければならない。必ず、思考が一歩先行していなくては、何もできなくなってしまう。これは子どものときからの習慣だったし、大して実害もなかった。それどころか、ある意味では、このやりかたが気に入ってもいた。だって、これこそが私なのだから。でもこれでは、他のみんなが平気なときでも、私だけが疲れてしまう。でも、このときの私には、理由がわからなかった。なぜ自分は、週に四〇時間働いただけで、まるで八〇時間働いたように疲れてしまうのか、どうしてもわからなかった。

ストレスに対する耐性もゼロに等しかった。わずか二秒のストレスで、一日分のエネルギーが消えてしまう。だから、ストレスになりそうな状況には絶対に陥らないよう、周到に計算して生活を組み立てなくてはならない。いつもぎりぎりの生活で、予備のエネルギーまでどんどん消耗していった。少しでも睡眠が足りないと、もう何もできなくなってしまうので、就寝時間は杓子定規に守らなくてはならなかった。きっちり八時間眠っておかなくては、自分という人間を手動で操縦し続けるエネルギーがなくなってしまう。行動するためには常に考えていなくてはならないのに、そのエネルギーを制御することもできなくなってしまう。どんな行為でも、頭の中でトレースしていなくては、完成に持ち込むこともできないし、記憶からも抜け落ちてしまう。気を抜いていたら、今どこにものを置いたか、今自分が何と言ったかも、思い出せなくなってしまう。

頭の中で自分の行動をトレースすることは、絶対に必要だった。それはヘンゼルとグレーテルが目印に落としていくパンくずのようなものなのだ。帰り道を見つけるには、頭の中の印をたどっていかなくてはならない。本当なら、時間と頭の中のスペースとに余裕さえあれば、思考も行動も、一瞬遅れで再確認したいくらいだった。そうすれば、今どこに物を置いたか、たった今自分が何を言ったか、ちゃんとわかるから。パンくずは石になり、鳥に食べられずにすむから。

私は物心ついたときからずっとこれをやってきたので、他の状態があるなんて知らなかったし、どんどんエネルギーが失われていくのが、このせいだということも全く知らなかった。だから、ひたすら自分を叱咤するしかなかった。「本当にやる気があるならできるはずでしょう」「しゃきっとしたらどうなの」「心を入れ替えなさい、あんたは怠けているだけよ」——どれも、幼いときから聞かされ続けて、自分の中にとり込んでしまった声だった。でも、そんなものほとんど役には立たない。私はただ、ますます疲れきって、沈みこんでいくばかりだった。生まれたときに、八〇年分として与えられたエネルギーを、二五年で使い切ってしまったという気がする。一度に一つのこと、一人の応対しかできないのは最初からだが、それがますますひどくなった。これではもう、託児所にはいられない。

これから何をすればいいのだろう……。もう一度、勉強でもしてみようか。そう思って今度は、大学でスペイン語を学ぶことにした。こんなもの勉強したところで、何の役に立つのかはわからないが、少なくとも、自分は語学が得意なのだから。仕事が続けられない以上、ほかに選択肢はいくらもなかった。それに、大学ならやっていけるのかどうか、確かめてみたかった。自分は馬鹿なのか、怠け者なのか、「おくれのある人」なのか、それともただの変人なのか、確かめずにはいられない。大学入学資格コースは修了できなかった私だが、これまでに四年以上雇用されていた実績があり、二五歳以上になっていれば入学できるという規定があったので、そちらを利用したのである。

最初は、必修科目になっているスペイン語文法とつづり字規則を履修した。授業はほとんど講義が中心だったが、私は耳から入る言語情報はなかなか理解できないので、自分で、箇条書きの多い本を読んで勉強した。これなら私も好きだし、覚えることもできる。試験のときは、頭の中で、覚えた本のページをめくって必要な箇所を探しだし、読むだけでよかった。これは簡単だったので、だんだん自信もついてきた。一般科目のいくつかも、特に問題なくこなすことができた。ところが、スペインとラテンアメリカの歴史を履修しなくてはならなくなると、事態はまたうまく行かなくなった。

歴史の授業は全部スペイン語で行なわれたので、その意味では、私はみんなより有利なはずだった。級友たちの多くは、高校を出てすぐに入学してきた若者たちだが、私はスペインに住んでいたことがあるのだから。確かに、銀行強盗や薬物依存者や売春婦たちに囲まれてのスペイン暮らしではあったが、ヒアリングには慣れていたし、早口でも平気で聞きとれた。それなのに、やはりうまくいかない。個々の歴史的事件の関連を理解して、全体の流れをつかむのは無理なのだ。私には断片しか見られない。これでは、横のつながりを理解するなんて不可能だった。

それでも、学期末の試験では、何とか全科目合格し、単位をもらうことはできた。でもその多くは、先生方が善意で合格させてくれたもののようだった。このままでは、最終的に四〇単位を揃えるなんて無理なのは、本能的にわかった。私は、文字で読まなくては学べない。講義のときに口頭で聞くだけで、よそでは読めない情報は、抜けていってしまう。これでは、その場しのぎはできても、長くは続かないだろう。とにかく、二〇単位は手にしたのだし、悪い気はしなかった。でも本当は、またもや失敗してしまったことに変わりはなかった。

ほかにどうすることもできないので、私はまた託児所に戻った。それまでは、籍を残したまま休職していたので、ただ現場に戻るだけでよかった。今度こそ、絶対にうまくやっていきたい。これだけの決意があるのだから、きっとできるはずだろう。

ところが復職してみると、託児所の仕事はやはり大変だった。たえず心の準備をし続け、身をかわし続け、できないことを避け続け、そして感覚情報をより分けて解釈し続けるという、いつ終わるともない作業の連続だった。これをこなしていくには、大変な集中力が要る。舞台の上で、幕が上がる数秒前のような精神状態に、しじゅう自分を持って行かなくてはならない——それも、意識的に。

結局、どうしても体力がつづかなくなり、私は転職した。今度は子どもたちではなく、老人の施設だった。老人たちの中には障害のある人もいたし、痴呆の始まっている人たちもいた。今度の職場は、子ども相手の仕事に比べたら活気には欠けるが、静かで、安定している。お年寄りの生活はゆっくりしているので、疲れていた神経の痛みが和らいでいくようだった。それに、今度は一度に一人ずつを相手にするのが基本だったから、これも私には合っている。また、準夜勤や夜勤をすれば手当てがつくので、勤務時間を減らしても生活することができる。

私は何でも即物的な解釈をするので、老人たちを理解するのには向いているようだった。確かに、老人たちの表現は一見、混乱しているように思えるかもしれない。でも私には逆に、何か具体的で論理的な訴えだとわかることが多かった。

エルザもそうだった。エルザは、最近入所してきたばかりの、痴呆症の女性だった。エルザはしょっちゅう、空中を指差しては「ちょうだい……ちょうだい……ちょうだい……」とくり返していた。ときには職員をつかまえて放さず、ひたすら同じ言葉をくり返すこともあった。そして、新入りの職員がくると、必ずその人につきまとっては「ちょうだい……ちょうだい……」と言い続けるのだという。エルザはああいう人なのよ、と私は教えられた。あの方、何をほしがっているんでしょうかときいてみたが、みんなは、本人にきいてみたって無駄よと言う。どうせおんなじことをくり返すだけなんだから、話題を変えて、やめさせる方がいいわとのことだった。

最初のうちはみんなに教えられた通りにしていたが、あるとき私は、エルザの不思議なしぐさに気がついた。彼女は、一回「ちょうだい」と言うたびに、必ずきっかり三回ずつ、自分の胸を叩いているのだ。他の職員たちはこれを口実に、「ちょうだい」をやめさせて、エルザのネックレスをほめることにしているという。彼女は普段、このネックレスを自慢して、よく見せびらかしていたからである。でも、こうして話題をそらされると、エルザは腹をたて、ますます激しく胸を叩く。これでは怪我をする危険があるので、何とか気分を切り替えさせようとすると、なおさら火に油を注ぐばかりだった。

ある日のこと、職員がみんな帰宅して、準夜勤の私が一人で残っていると、エルザがやってきた。「ちょうだい」と言って、不機嫌そうに胸を叩く。

私は何でも即物的な発想をするたちなので、本当に何かがほしいんだろうと思った。そして、先輩たちの指示を無視して、本人に直接たずねてみた。

「ちょうだい」

「何がいるんですか?」

「ちょうだい」胸を叩く。どすん、どすん、どすん。

「何がいるんですか?」

いつまでそうしていただろうか。私にとって、同じことを延々とくり返すなんて、造作もないことだった。何も考えなくていい。私には無限の忍耐力があるのだから、ただ続ければすむ。そうやってひたすら同じやりとりをくり返していると、突然、エルザが別の手つきをして見せた。

それまで自分の胸を叩くばかりだったエルザが、口の前で両手で円を作り、見えない乳房の形を描いて見せたのだ。胸を叩いていたのは、乳房を指していたのかもしれない。

「ミルクですか？　ほしかったのは、ミルクなんですか？」

「そおおおおおおう」まるでため息のような一言だった。

それからは、エルザが「ちょうだい……ちょうだい……ちょうだい……」を言うたびに、ミルクがほしいんだなとわかるようになった。後になって親戚の人に確かめる機会があったのだが、エルザは施設に来る前、毎日、大量のミルクを飲んでいたとのことだった。でも、まさか老人がミルクなどを好むはずがないとみんな思い込んでいたから、この施設ではミルクが出されたことは一度もなかったのである。

言いたいことが通じなくて苦しんでいるエルザの姿は、私と同じだった。人にわかってもらえないときどんな気持ちがするものか、私はよく知っていたから、自分が力になれたと思うと、満たされる思いだった。

とはいえ、この仕事は、やはり子どもの世話とはくらべものにならなかった。託児所と違って刺激も少なく、ある意味では楽だったが、本当は子どもと接していたかったのだ。誰かの役に立てたときは満足感があるし、自分の長所を活かせたときは嬉しいが、たいていは誰の力にもなれず、何もしてあげられない。老人たちとの生活では、活気というものを感じることがなかった。あったとしても、本当に、めったになかった。支配しているのは、憂鬱と、苦痛と、死。そして私たちの仕事のほとんどは、老人たちの苦しみや痛みを和らげることと、排泄物を処理することだった。

でも私は、自分がこの仕事を好きではないということなど、あまり深く考えていなかった。どうせしかたのないことだと思っていたのだ。託児所はあんなに好きだったのに、やっていけなかった。この仕事はやっていける代わり、情熱は持てない。しかたがないではないか。

同僚たちの多くは、どうやら仕事以外にも趣味や楽しみをたくさん持っているようだったが、私には何もなかった。本当は、自分自身が健康で、私生活も満ち足りていなくては、報われることの少ない仕事を続けていくなんて無理だったのだが、当時の私は、まだそんなことを知らなかった。私はただ、自分はこの仕事が上手なのだから、好きであろうとなかろうと、そんなことは関係ないのかと思っていた。消耗してしまわずにすむ、楽な仕事があるというだけでありがたく思わなくては。その上やりがいまで求めるなんて、問題外というものだ……。そう思い込んでいたから、私はひたすらがんばった。

本当は、不規則な夜勤は私にはあまり向いていなかった。私には規則正しい睡眠が必要なのだ。だけど、夜間は一日のうちで最も静かだし、何をするにも、ゆっくり心の準備をする余裕があるではないか。給与も良いから、夜勤をすれば勤務時間を減らしても生活でき、体力をとり戻す時間が手に入るはずではないか……。

でも、こうして妥協を重ねているうちに、いつかは必ず、どうしてもバランスがとれなくなってくる。いつかは必ず、失敗が待っているのだ。そして今度も、やはりうまくいかなかった。私のエネルギーは、やはり不十分だった。なぜ自分はこんなに怠け者で馬鹿なのだろう？　なぜ自分はこんな簡単なこともできないのだろう？　なぜ自分は、本物の人間になれないのだろう？　あるいは、仮に私が本当に人間なのだとしたら、なぜ、自分は本物の人間だと実感できないのだろう？　なぜ私は、しゃきっとして心を入れかえることができないのだろう？

一〇歳のときからずっと鬱状態で生きてきた私だが、ここにきてとうとう、鬱のどん底まで落ちてしまった。そこは永久に光の射さない、真っ黒な沼のような場所で、地平線などどこにも見えない。そんな穴の底でも、ときおり、雷鳴がとどろき、稲妻が走る。魂が稲妻に灼かれた後には、鈍い痛みが残る。こんなに闘ってきたけど、やはり無駄だったんだという痛みだった。馬鹿みたい。もう何もかも終わりだというのに。

私はあたりを見回したが、空っぽだった。家族もない。好きな仕事もできない。誰一人、親しい人もいない。動こうという意志を働かせることもできない。自殺する気力さえ足りない。ただ横になって、そのまま死んでしまえたらいいのに……。私に与えられたエネルギーは、もう尽きてしまった。何もかも使い果たして、内部には何も残っていない。ただ、ぼんやりした屈辱感のようなものがあるだけだった。こんなに長い間、だまされて、努力を続けてきたと思うと、恥ずかしかった。本物の人間になりたいなどという、馬鹿馬鹿しい夢にすがってきた自分が、恥ずかしかった。

19. 自分は自分の専門家

ここにきてやっと私にもわかってきた。私のこれまでの人生は、何から何まで見せかけだった。これまでやってきたことは何もかも、誰か別の人になろう、他人に欠点を見られないように隠そうという小細工ばかりだったではないか。本物とよべるものなど、何もないではないか。

私はどうしようもなく寂しくなった。自分はこれまで、誰とも親しくなったことがない。本当に生まれて初めて身にしみた。何か決定的な違いが、みんなと私を隔てているのだ。そもそも自分はこれまで、誰かと親しくなりたいと本心から願ったことさえないではないか。人に近づこうなんて、頭でしか考えたことがなかった。本物の人間になるためには、人間関係が必要だと思っていたからにすぎなかった。

私という人間も、私の人生も、作り物ばかりで、どうしようもなく無意味に思える。私はどんどん沈んでいった。穴の底にとどくまで、沈んでいった。

とにかく、何とか助けを求めなければ——私は必死だった。どこへ行けば必要な援助が得られるのかはわからなかったが、まずはやはりセラピストの先生から当たってみた。私のこの寂しさのことを話してみると、先生は、けっして癒されることのない魂の孤独について語り始めた。人間は誰でも、心の奥底は孤独なのですと先生は言う。でも、深い悲しみのどん底にいたこのときの私は、これまでになく強気だった。もう、失うものなど何一つないのだから。私は臆することもなく、先生は私の話をきちんと聞いておられないような気がします、先生の解釈には、冒涜されたという感じがしますと言うことができた。ところが先生は、そんな気がするだけですよ、本当は違うのですと言う。先生の解釈を不快に思うのは、過去の記憶のせいにすぎないのだそうだ。私はまた、何が何だかわからなくなってしまった。先生の言葉は役に立たなかった。でも私は、他の方法を知らなかった。

もう、何をしても無理なのではないかという気もしたが、とにかく命だけでも助かりたかった。いつもと同じように、私はまた、本を読み漁った。仕事は病気で休職していたので、本を読む時間はたっぷりあった。人間というものを理解したい。そして、自分自身を理解したい——そんな思いから、私は図書館の棚のうち、特に二つに引きつけられた。一つは精神医学の棚、もう一つは心理学の棚だった。私は棚の本を端から順番にチェックし、面白そうな本は残らず借りて読んだ。これといって何かを探しているという意識はなかった。自閉症とその関連の障害について書かれた本を手にしたときも、深い考えはなかった。これも面白そうだ、次はこれを読んでみようと思っただけだった。ところが、私は突然、正しい本の正しいページをめくったらしい。そこには私がいたのである。

単なる偶然と片づけるには、あまりにもあてはまることが多すぎた。ところが、この本で読んだことをセラピストの先生に話してみたところ、先生は、自分に障害があるなんていう考えをもてあそぶのは危険だと言う。そして先生は、私がそんなことを考えるのは、あくまでも家庭環境のせいだという立場を崩さなかった。私がその説明を信じていないと見てとると、こんな診断は有害なものですとだめ押しをする。こういう人たちにかかると、脳に損傷があると言われてしまうんですよ、そして、うまく行かないことは何でもかんでも、脳の損傷のせいといって片づけられてしまうんですというのが先生の話だった。

私はどちらを信じたらいいのかわからなくなり、自分の頭で答えを出そうと、ひたすら考えた。本当は、先生の言うことを信じたかった。先生が正しければ、話は簡単ではないか。自分は回復への正しい道をすでに歩んでいるのだし、今、現に正しい治療を受けていることになるのだから。私は本当に、本当に先生を信じたかった。けれども、あの本で読んだこと、私にそっくりの記述には、身体のど真ん中を直撃されたという感じだった。単に、知的興味を刺激されただけではない。とはいえ、書かれていた話の中には、私自身には当てはまらない点もいくつかあった。だから、もし自分もこれと似たような障害を持っているのだとしたら、きっと私のは軽症形なのだろうと考えた。

セラピストの先生は、あなたには何もおかしいところなんてありませんよ、障害があるのかもしれないなんて思ってしまうのは、悲惨な環境で育ってきたせいですよと言って励ましてくれたが、私は満足できなかった。もっとよく調べなくては。もしかしたら、自分という人間の謎を解く鍵が見つかるかもしれない。私は、先生に話を聞いてもらおうと努める一方で、真相をつきとめるのを助けてくれそうな人を探し始めた。もしかしたら私は、ごく軽症の自閉症なのかもしれないではないか……。

でも先生はそんな話を聞きたくないようだった。口ではあなたの力になってあげるわと言いながら、私の話を聞く気もなければ、新しいことを勉強する気もないらしい。自閉症のことだったらもう十分知っています、それにだいたい、自閉症が器質的な障害だなんて信じられませんと言うのだ。そして、あなたが何と言おうと、私の意見は変わりませんよ、自分の勇気で自閉症を克服した人だって見てきたんですからねとまでつけ加える。この先生は、自閉症であるかどうかは勇気があるかないかの問題だと思い込んでいるらしい。私は何とか先生に話を聞いてもらおうと懸命だった。そして、先生にきちんと話を聞いてもらえたという感じがしません、先生は私を尊重してくださってないような気がするのですとはっきり伝えた。ところが先生は、それを私の問題にすり替えてしまう。

「その感じから、何を思い出しますか?　子どものときに、身近な方で、誰かあなたの話をきちんと聞いてくれないという感じのする人がいましたか?」

「いました。全員です」

「なら、あなたは今、そのうちの誰かと私を混同しているのよ。私はちゃんと聞いていますとも。あなたの意見は尊重しているつもりよ。もしかしてあなたは、私と意見が合わないことがあると、それに耐えられないのかしら」

これ以上、私に何が言えただろう？　私は生まれてこのかた、他人と意見が一致しないからといって不愉快になったことなど一度もないのに。もう四年も通っているというのに、先生はこんなことさえ知らなかったのだ。でも、意見が合わなくても、私は全く気になりませんなどと言ったところで、どうせ、あなたは自分の感情に気がついていないのかもしれないわと言われるのは目に見えている。私はひどく失望してこの先生の元を離れた。私は先生にあれほどの希望をつないできたというのに、私が離れていく理由さえ、先生はわかってくれないのだと思うとつらかった。

そのころ私は、自分自身を理解するのを手助けしてくれそうな人はどこかにいないかと情報を集めていた。そうしてとうとう、イェーテボリという街に専門家がいるのを見つけた。私に向かって「あなたにどこか悪いところがあるだなんて、そんなはずありませんよ、お嬢さん」という態度をとらなかったのは、この先生が最初だった。一回目の診察のときには、見た目からは自閉症らしい印象は受けませんがとは言われたが、きちんと話を聞いてくれているのがわかったし、尊重されている感じもした。それに自分でも、いくら何でも重度の自閉症だとは思っていなかったから、違和感はなかった。

そんなわけで、私はその後何度か、ストックホルムからイェーテボリまで旅していくことになる。そして、神経心理学的検査もいくつか受けた。イェーテボリまで受けに行ったこともあれば、ストックホルムで受けたこともある。私はやっとのことで、まともに取り合ってもらえる場所を見つけたのだ。それに、今度の先生方は、私が経験しているのと同じような困難や不自由について、よく知っていた。先生方に教えてもらっただけではない。私はその間も、自閉症や各種の類似障害について、たくさんの本を読み続けた。検査にはほぼ六か月かかったが、その間に、自分自身のことがずいぶん理解できるようになった。

私は、自分自身について気づいたこと、思い出したことを書きとめていった。たまたま自閉症の本を初めて手にしたときは、一年半くらい前から、鬱病を理由に休職していた。日々の生活に追われて消耗しきっていない状態というのは、このときが生まれて初めての経験だった。自分をまともにふり返ってみる元気が残っているなんて、本当に初めてのことだったのだ。そして私は、常に疲労困憊しているという状態は、けっして正常ではなかったのだということを発見した。常にぎりぎりの状態で綱渡りをしているのは、当然のことではなかったのだと初めて知った。病気になって休職してみるまで、自分のことをふり返れる条件が整ったことなどなかったのである。私は自分のことを書き記し、それによって自分自身を治療していった。

この時期に、私はケルスティンと再会した。ケルスティンはもう何年も前からスウェーデンで生活していて、私たちはそれまでにも何度か互いに連絡を取り合おうとしたことがあったのだが、そのたびにすれ違いに終わっていたのである。再会した私たちは、今度こそ本当にお互いのことをよく知ろうと、じっくり語り合った。ケルスティンは、グニラとまともに話が通じ合うなんて、生まれて初めてだわと言った。

実は、このころには、言語の機能にも何らかの変化があったらしく、私はもう、自動的に話ができるようになっていたのだ。こんなことは今までにないことだった。もはや、言いたいことを頭の中で組み立てなくてもいいし、口から声を出すのに、わざわざ声を操作する必要もなかった。言葉が勝手に出てくるなんて、何とも満たされる思いだった。

でも一方で、それは悲しいことでもあった。他の人たちは、今までもずっとこんなに楽な思いをしていたのだ。みんなは一度だって、言葉を頭で考える必要などなかったのだ。みんなにとって、言葉とは勝手に出てくるものだったのだ……。それを知ると、私は悲しくなってしまった。私がまだ自由にしゃべれなかったときに、誰かが教えてくれていたらよかったのに。自分は言葉に困難があるのだと知っていたら、困難がある割には、ここまでしゃべれるんだもの、まあなかなかなもんじゃないと思うこともできただろうに。今ごろになって昔の自分を認めてやれと言われても、今さら取り返しなどつくはずがない。

私は急に、自動的に話すことができるようになったわけだが、それがどのようにして起きたのか、自分でも説明できない。おそらく本当は、この変化はそれほど急に起きたわけではなく、後で思えば急だったような気がしただけなのだろう。もしかしたら、自分でも気がつかないうちに、少しずつ進歩していただけのことなのかもしれない。私は昔から、頭の中でまず原稿を書くという方法にずっと慣れ親しんでいた。だから、自動的に話せる準備が整ってからも、ずいぶん長い間、知らずに古い方法で話していたのだろう。まあ、真相はどうあれ、新しい話しかたに切り替わる最終段階は、ほんの一、二か月しかかからなかったように思う。その後は、話をするのにエネルギーを注ぎ込まなくてすむようになっただけでなく、自分の考えたこと、感じたことを、以前とは別の方法で説明できるようになった。また、わからないことは人に質問すればいいのだということにも気がついた。それまでの私は、人に質問したことがなかった。いつでも自分一人で考えて解決しようとしていたのである。

こういった発見や変化のことを、私はケルスティンにすっかり話した。姉は、そうだったのね、やっと本当のことがわかってほっとしたわと言ってくれた。姉も、幼いころから直観的に、私の妹は、他の子どもたちとは、どこか違う……と感じていたという。

私はまたイェーテボリへ行った。先生は、ＡＤＤ（注意欠陥障害）の話と、アスペルガー症候群の話をしてくれて、あなたは子どものときに受診していたら、アスペルガー症候群と診断されていた可能性がありますと説明してくれた。

私はときおり先生のもとに通う一方、自分でもいろいろな文献を読んで勉強し、自分こそ、自分という人間の専門家だと思えるようになった。こうして私が自分で下した自己診断は、〈自閉的な特徴も伴うＡＤＤ〉というものだった。ＡＤＤの症状の中には、私にはないものも多いのはわかっていたが、自分で考えたこの診断にはそれなりに満足していた。このレッテルとだったら、一緒に生きることができる――私は自閉的特徴も伴うＡＤＤなんだ。そう思って生きることができそうだ。

次にイェーテボリに行った日、ＷＡＩＳという知能テストのうちいくつかの部分を受けた。その後、先生は最終的な診断らしいものを教えてくれた。

「あなたは、自閉症スペクトラム上のどこかに位置する状態だと言うことができます」

そう悪い感じはしない。この診断名でも、自分は大丈夫だ。確かにその通りだという気がするし、この言葉は私という人間をよく表している感じがする。こうして私は、このレッテルを持って帰った。レッテルなど無駄だと言う人もいるだろうし、害になるだけだと言う人もいるだろう。でも私には、このレッテルは役に立つと思えた。

ところが、ストックホルムに帰ってみると、私はひどく落ちこんでしまった。気分がすぐれなくなり、傷ついて、心が騒いで落ちつかなかった。自分のうち、どこまでが私の本質、私の性格なのか、どの部分が障害の影響なのか、区別がつかなくなってしまった。もしかしたら、あのセラピストの先生の言う通りだったのかもしれない。こんな診断名は、私をだめにしてしまうのかもしれない。だって、私は現に、こんなに気分が悪くなってしまったではないか。真相などを知りたがったばっかりに、自分でわざわざ問題をこしらえてしまったのだ。やっぱり、小さいときからみんなに言われてきた通り、何もかも自分が悪いだけなのかもしれない。こんなことになったのも、自業自得なのだろう……。

でもその一方で、何とも言えないほど救われたのも確かだった。ずっと昔からおかしいと思っていたことが、やっと裏づけられたのだから。それなのに、見捨てられたようでどうしようもなく心細い。どちらが本心なのか、ひどく困惑してしまう。どうして誰も、大丈夫ですか、何かお力になれることがありますかと言ってくれないのだろう？　実際に言われたら答えに困るだろうが、それでも声をかけてくれる人はほしかった。

私はみじめだった。でも同時に、本当にたくさんの認識を得ることができた。周囲の状況について、自分自身の行動原理について、自分が失敗してしまう理由について。おかげで、実際の生活はいろいろと楽になった。それは、自分から知りたくて求めた認識ではない。でも、だからといって、知らない方が良かったわけでもない。それは、悲嘆でもあり、同時に、これまで欠けていた部分を埋め合わせてくれるものでもあった。救いでもあり、同時に痛みでもあった。自分に障害があるということを確認できたのは、良いことだったのだろうか、悪いことだったのだろうか。考えてはみたが、善悪などという規準で測ることはどうしてもできなかった。

イェーテボリから帰ってきて数日後、先生の診断書のコピーが届いた。私が書いてくださいと頼んだもので、先生が、では、写しを一枚お送りしますよと言ってくれたときは、とても嬉しかった。自分の正式な診断名を知っておけるのは気もちのよいことだと思ったし、イェーテボリへ行って、このように誠実な扱いを受けることができたことに感謝していた。

それなのに、いざ実際に中身を読んでみて、私は悲しくなってしまった。書類はこんな書き出しで始まっていた。「グニラ・ガーランドは、高機能自閉症で……」こんなの私じゃない！　こんな名前で呼ばれるなんて、同意した覚えはない！　こんな書類、私のことであるはずがない。「高機能自閉症」なんていう言葉には、私という人間を見いだすことはできなかった。こんな言葉、自分で自分を指すのに使えない。グニラ・ガーランドという名前は、とにかく、「高機能自閉症」なんていう名前とは似合わない。この二つの名前が、同じ文の中で共存するなんて、できはしない。

不思議に思われるかもしれないが、私が抵抗していたのは、「自閉症」の部分よりもむしろ、「高機能」という部分だった。高機能。それは何か、屈辱的で無礼に聞こえた。まるで、少しだけ傷のある品物のことを指すような言いかたではないか。「……でも、一応、高機能ではあるんだよ」と言われているようだった。口先だけのなぐさめのような響きとでも言えばいいのだろうか。ちっともふくらまなかった、失敗作のスポンジケーキのことを、「でもまあ、味は同じさ」と言っているように聞こえる。それに第一、自分は完全に自閉症だという実感もないのに、高機能自閉症だなんて、どうして思えるだろう?

けれども、しばらくたつと、この言葉のことは、もうそれほど重大な関心事ではなくなってきた。もしかしたら私は、まだ診断を消化する時間を必要としているだけなのかもしれない。そのうちに、人にどう呼ばれるかよりも、私が自分で自分をどう呼ぶかの方が、大事になってくるかもしれない……。そう思えてきたのだ。

ともかく、ひどかった気分も回復してきたし、それに第一、私の中には、昔と同じく、自分をなぐさめる装置がそなわっている。この装置の値打ちはもう昔ほどではないが、必要とあれば、まだ使いものにはなる。ただ、自分で自分をなぐさめるために内側の世界に向かうのが、それほど心地よいことではないことも今ではわかっていた。それに今では、なぜ人間は、つらいときには他人に頼るべきなのか、それも知っていた。そして私は、他人に頼りたいと思えるような自分になってみたかった。

20. 今の私

私は子どものときから、さまざまな困難をかかえて育ってきた。相変わらず苦労している問題もいくつかあるが、今ではだいぶ楽になったものもかなり多い。たとえば、今では、道路が渡れないということはなくなった。それでも、以前に渡れなかったころの名残で、車に気をつける習慣は残っている。今の私は、スピードや距離を目測することができる。以前より不器用がましになったのも、そのおかげだと思う。自分の身体と周囲の空間の関係を測るのが、前よりも易しくなったのである。とはいっても、スピードや距離を測るのは、きっと今でも「手動で」行なっているのだろうという気がする。疲れているときは、やはり判断が難しくなるからである。

毎晩、十分に眠らなくてはならないのは今も変わっていない。私のような生活をしている者は、わずかな睡眠不足でも生き延びることができない。睡眠が一時間足りないだけで、破綻するのは目に見えている。そんなわけで、どうしても毎日決まった時間にはきちんとベッドに入らなくてはならないから、あまり思いつきでスケジュールを変更したりはできないことになる。こうして気をつけてはいても、いつも思い通りに睡眠を確保できるとは限らない。私の眠りは精神状態に影響されやすいため、何かの原因で眠れないと、そこから悪循環が始まってしまうことがある。睡眠不足になると機能がおかしくなってしまうことを痛いほど知っているので、それが心配でリラックスできなくなり、ますます眠れなくなるのである。

睡眠以外のことに関して言えば、私は自閉症者にしては非常に適応能力のある方だと思う。もちろん、一般の水準に照らせば、やはり融通がきかないことに変わりはない。私は何ごとにも、あらゆる可能性を想定して、準備をしておかなくてはならない。土壇場になって予定を変更したいと言われると、とてもつらい思いをする。

頭の中ですべての動作を予行演習する習慣は、今も変わっていない。ただし、熟練したおかげで、非常にスピーディーにできるようにはなった。それでも、心の準備ができていなかったことを、目新しい環境の中でやれと言われると難しい。新しい環境に適応するのと、動作を計画するのと、二つ同時に行なうのは困難だからである。

動作を頭で考えるというのは必要不可欠だといえる。少しでも思考がストップすれば、その間の記憶には、二度と戻ることができない。自分の動作をずっと意識で追いかけていなければ、何もわからなくなってしまう。自分がどこで靴を脱いだか、ハンドバッグをどこに置いたか、トイレはどこにあるのか、どうやって家に戻ればいいのか、何一つ思い出せなくなってしまうのだ。

他の人たちには、この種のことをある程度自動的に記憶する力があるらしい。記憶力に良し悪しはあるにせよ、少なくとも、あることはあるらしい。物をどこかに置くときに、いちいち意識で考えているわけでもないのに、どこに置いたか思い出せたりするらしい。ところが皮肉なことに、私は、この種の記憶力が欠けているせいで、帰りの道順や物のありかなどを、たいていの人たちよりも、かえってきちんと覚えていられることになる。一瞬も気を抜かずに意識でフォローしているので、自分がどこに何を置いたか、完璧に記憶することになり、めったに忘れることがない。それどころか、他の人々が物を置いた場所まで自動的に意識に書き込んでいるので、本人が見つけられなくて困っていても、教えてあげられることさえある。

自動的に動けないということ以上にやっかいなのは、他人の意図を見てとることができないという点だろう。相手が私に好意を持っているのか、悪意を持っているのか、私は認識できない。しかたなく頭で計算するのだが、計算結果の方はあまり当てにならない。だんだんわかってきたのだが、どうやら普通の人たちは、他人が自分に好意を持っているか悪意を持っているか、感じることができるらしい。みんなは、人と接した経験を積み上げて、それを参考に他人の本心を読んでいるらしいのだ。でも私には、他人の本音を感じとる感覚がないし、経験を集積しようにも、その場所がない。だから、誰かが私を傷つけることを言っても、私は相手の具体的な言葉に反応するばかりで、相手が私のことを好きなのか嫌いなのかまで考えてみないことが多い。そのせいで、これまでいろいろと誤解ばかりしてきた。

それでも今は、ある程度は過去の情報を参考にすることを覚えた。たとえば、私に好意を持っているとよくわかっている人が、一度待ち合わせに遅れてきたからといって、それを、私を侮辱するためにわざとやっているのだと考えるのは、あまり当を得ないことだということがわかるようになった。とはいえ、相手の意図を推測するためには、やはり頭で情報を集積することしかできず、それは純粋に知的な作業でしかない。誰かが悪意をもっているのを把握するのはまだ難しい。

人は、誰かを挑発しようとするときは、たいてい何か具体的なことを言うものだ。すると私は、その言葉の具体的な内容に注目してしまい、背後に隠された意図までは読めないことが多い。そのため、たいていの人なら怒りを爆発させるところで、私は少しも動じないことになる。十代のころは、今よりもずっと挑発に遭う頻度が高かったが、当時私はよく「あなたは偉いわね、ちゃんと受け流してことを収めて」とほめられたものだ。ほめられているのはわかったが、意味はわからず、混乱してしまった。受け流した覚えもことを収めた覚えもなかったからである。私はただ単に、相手の表面的な言葉に、字義通りの対応をしていたのだった。

同様に、誰かに「なんだブスだなあ」と言われても、平然と「そう思いますか?」とか「ああ、そうですね」と答えていた。自分がよく知らない人が私のことを不器量だと思おうと、何とも思わなかった。他人の思考内容が、私と何の関係があるだろうか?

私は、大人たちが子どもに挑発されて腹を立てる場面も見てきた。でも私なら、子どもに「ばーか! 大っ嫌い!」と言われても気にならない。他人には私を好きになる義務などないのだし、それに私は、相手が子どもとあれば、向こうがこちらをどう思っていようが、どうせ無条件で好きと決まっているのだ。大人が子どもに腹を立てるというのは、どうしても理解できないし、耐え難くさえ思える。

私のようなメカニズムで物ごとを処理していると、他人に共感を示すことがなかなかできない。周囲の全員に愛されていなくては気に入らない人たちを見ていると、ちょっと感傷的すぎるんじゃないのかと思ってしまう。自分の思いをとりあえず脇に置いておくこともできず、行為と行為者を混同してしまう人たちを見ると、何と単純なのだろうと思うことさえある。でもたいていは、気の毒だなあと感じるだけで終わってしまう。そんな人たちが、わけのわからない争いに巻き込まれたり、事実に基づいて明確に考えられなくなったりしているのを見ると、私が代わってあげられたらいいのにとも思う。私だったら変にこじらせないのにという気がするからである。

でも最近では、どうやら私は、そんな人々のことを気の毒に思う必要はないらしいということがわかってきた。私には面倒としか思えない状況から、みんなは何かを得ているようなのだ。彼らは、何かに熱中するのはいいことだと考えているようだし、人々は本当にお互いのことを気にかけているらしい。さらには、進んで争いに巻き込まれては、愚痴をこぼしている人もいるようだ。きっと、争いごとも人生の一部だと思っているのだろう。彼らの愚痴が必ずしも常に本心とは限らない。実際は楽しんでいながら、腹が立つのよと言う人もいる。

私は今でも、人に言われたことを誤解することがあるが、その頻度はますます減っていると思う。最近の例では、こんなことがあった。知り合いに「これからは職場に電話してくれたらいいから」と言われて、私は、彼女はもう、自宅に電話されるのはいやなのかと思ってしまった（とはいえ、単純に、では自宅に電話するのはやめようと思っただけで、それ以上の含みは感じなかったのだが）。誤解が解けてから、彼女は私に説明してくれた。こんなに長いつき合いなのに、ある日突然、もう自宅には電話しないでと言うなんて、おかしいじゃない。私にはおかしいとは思えなかった。私は表面的な言葉の意味はわかったが、「自宅だけではなく、よかったら職場にも電話していい」という隠された意味が読みとれなかった。「してくれたらいい」というのが「してくれ」「すべきだ」という意味で使われるということは、それまでに学んでいたので、その通りに解釈したのである。この種の誤解で、気がつかないままになっているものがどれほどあるのだろう。恐ろしくて考える気にもなれない。

私の頭の中には「再解釈機能」というものがある。人の言葉の真の意図を理解するための機能である。たとえば、これを使うことによって、「大丈夫、絶対いい仕事が見つかるわよ」というのは、実は「いい仕事が見つかるといいわね、私も祈ってるわ」という意味だとわかる。今では、「私自身にさえわからないというのに、この人は何か謎の手段を使って、私の未来が読めるのか」と考えるのは間違いだというのがわかるようになった。最近では、処理にかかる時間もずいぶん短くなった。それでもやはり、この種の言葉を聞くたびに、毎回、頭で考えて解釈し直さなくてはならないことに変わりはない。


初めての場所に出かけていくのは、まだ楽ではないが、必要とあれば行くことはできる。ただそのためには、綿密な計画を立て、準備をしなくてはならない。知らない街に行くのは、地雷原に足を踏み入れるようなものなのだ。私はその街の全体像を知らないし、構成も、構造もわからない。その街に特有の〈色〉も知らない。それを思うと、家でじっとしている方が気楽なのにという気になってしまう。それなのに、ややこしいことには、私は旅行が大好きなのだ。それに、前に行ったことのある場所を再訪するのは本当に嬉しい。ただ、知らない街を初めて訪れるのが大変なのである。

これまで私は、自分には周到な準備が必要だということを、何とか隠そうとしてきた。よく、人に笑われたからである。図書館に行って地図をさがし、バスなどの情報を調べ、一つ残らず決めておく。そして、頭の中で何度もくり返しなぞっていく。それでも調べられないもの、どうしても準備するわけにいかないものは残る。街のリズム、空気の感じ、ざわめき。それらは、私の中で反応して〈色〉となるものたちである。

こればかりはいくら説明しても、なかなかわかってはもらえないのだが、どんな小さなことであろうと、勝手に変えられてしまったら、何時間もかけて計画し、頭の中で準備してきたことが、すっかり崩れてしまいかねない。人は平気で「でも、一四日に行くはずだったのを、一二日にしたからって、何も変わらないでしょう?」とか「夕方出る代わりに、朝出発したって、同じことでしょう?」とか言う。とんでもない、私には大違いなのに。

新しいことを初めて経験するときには、誰かが横についていてくれると楽になるものだ。誰かと一緒にいれば、その人の神経系をあてにすることができる。私はその目的のために、ほとんど人を利用するに等しいようなことさえしたことがあるほどだ。あたかも、その人と一緒に行くのが楽しいようなふりをして、実はエスコートをさせていたのである。始めての美術館や画廊に行くときは、必ず誰かと一緒に行くようにしていた。後でもう一度、自分一人で来られるようにするためだった。いっそのこと、コンピューターのリンクか何かのように、自分の脳を誰かの神経系とつなぐことができたらいいのになどと空想したこともある。一人では心もとないから他人と一緒に出かけるとなると、その人と交流しなくてはならない。ところが、人と交わりながら同時に他のこともするのは、私にはまだ難しい。他人と交わるには、一か所に座って、交流だけに専念する必要がある。人とのやりとりには、大変なエネルギーがいるからである。

私は今でも、自分一人で考え込むことが非常に多い。だから、一人きりですごす時間はたくさん必要だし、考えごとをする時間は意識して捻出する必要がある。日々の用事をしているときは、手を動かすことで精一杯なので、同時に考えごとをするわけにはいかないのだ。

日々の用事といえば、得意な仕事は多い方だと思う。もしかしたら、人より多いくらいかもしれない。以前は、人に助けを求めることができなかったので、何でも独学するしかなかった。その結果、もともと得意だった仕事も、かなり困難だった仕事も、上手にできるようになった。料理や掃除、それに服を作ることは得意だった。今では家具を修繕したり、ペンキを塗り直したりすることもうまくなったし、電気製品を組み立てることもできる。説明書など、文字で書いてある説明を理解すること、書式通りに書類を記入すること、考えたことを文章で表現することなどは得意分野だった。もともと融通のきかないたちである割には、ずいぶん多才になれた方だと思う。絵も描けるし、整頓したり分類したりするのは上手だし、コンピュータも使える。これらすべてを、私は独学で身につけた――ジャガイモの皮をむくことだけは例外だけれど。

他の人たちを観察していると、みんなは、何でも自分一人でできなくてもかまわないと思っているらしいことがわかってきた。得意な分野をいくつか磨き、できないことは誰かに頼んでそれで満足しているようなのだ。そして、お互いに苦手な部分を補い合いながらつき合っていくのを楽しんでいる人が多いということもわかってきた。きっとそれが実用的なのだろうなというのはわかるのだが、長年一人でしのいできたので、なかなかそういう発想には慣れることができない。

以前の私は、このように他の人々を観察することで、自分をみんなに似せようとしてきた。でもこのごろでは、自分の観察力は別の目的で使っている。自分とみんなをくらべて、どこが共通で、どこが違うかを見きわめるのだ。もう、他人の性格の特徴を真似したりはしない。それをやめたのは、自分の障害について、少しずつ理解し始めたときのことだった。もう人の真似をしなくていいというのは、大変な救いだった。今の私はもう、普通の人間ではないことを、できそこないの、人間のコピーだとは思わなくなったのだ。今の私はもう、普通の人間ではないことを見破られないため、みんなを騙さなくてはならないとは思っていない。自分でも正体のつかめない弱点を、何だかわからないままに、あれもこれも隠さなくてはと感じることもなくなった。隠すのに使っていたエネルギーが浮いた分、実際に問題に対処する力は以前より増した気がする。

曲線は今でも大好きだが、それはもう、こだわりではなくなった。まっすぐな道よりもカーブの道を通りたいから遠回りして行こうとか、すてきな曲面を見かけると触ってみたくなるとか、その程度におさまっている。カーブを堪能するために遠回りをすることも選べるし、時間がないと思えばあきらめることも選べるというのは、ありがたいことである。それに、すばらしい曲面を触っても差し支えないときと、まずいときの区別は自分でつけられるし、がまんするのもつらくはない。もしかしたら、私がこんなに曲線が好きなのは、私の内面があまりにも四角四面なせいだろうかなどと考えてみることもある。私の神経系というのは直線ばかりでできていて、曲線は外から補ってやる必要があるのだろう。自分が硬くなりすぎて、どうしても丸みが必要なときに、それを外界に求めたくなるのかもしれない。

それでは、私がこれほどまでに「奇跡的な回復」をとげて、障害など感じさせないほどになったのは、なぜなのか？　以前は問題だったことが、どうしてこんなに目立たなくなったのか？　どうして自閉症らしく見えなくなったのか？　そんなこと私にはわからない。第一、私自身の主観では、奇跡的に調子がよくなった覚えなどない。

自分の障害に関しては、好きな点もあれば嫌いな点もあって、正直なところ複雑な気持ちだ。自分の持っている能力は嬉しいし、欠けている点は悲しい。それに、自分の気に入っている能力、私らしさの一部であるような能力——たとえば鋭い視覚など——にだって、困った面はあるもので、ときには落ちこんでしまうこともある。

私は、「あなたがたと同じになんて、なりたくない」と感じることもある。自分には、変わった人間として生きる権利があるとも思っている。大勢に順応しないのが好きだとも思える。そしてその一方で、今でもやはり、完璧な本物の人間になりたいと思うこともあるし、誰か別の人に変身できたらなあと思うこともある。誰か別の人に生まれたかったなあと思うこともある。どちらも本当なのだ。

自分の内面の世界に逃げ込む能力は、いろいろな状況で私を守るのに、ずいぶん役に立ってくれたと思う。ただし、だからといって、これは自分を守ろうとして自分で編み出した方法だというわけではない（私が以前かかっていたセラピストは、そう言っていたものだが……）。私はたまたま生物学的な障害を持って生まれ、しかも、機能不全家庭に生まれてきたが、それは単なる偶然にすぎない。仮にこの障害を持って生まれなかったら、ずっとひどい神経症になっていただろうと思う。それに、もしかしたら、自分のことは何でも自分でするしかなかったおかげで、それほど障害を感じさせなかったのかもしれない。どうしても他人とコミュニケートするしかない状況に置かれていたのも、いくらか得になっていた可能性もある。だから、もっとまともな家庭に育っていたら、私はもっと自閉症らしくて、その代わりもっと幸福だったかもしれない。こればかりは、誰にもわからない。

私の育った家庭は、いろいろな意味で普通とは言えなかったが、もっと普通の家庭の子どもたちだって、私が味わってきたのと似たような経験はしているのではないだろうか。それに、いろいろあったけれども、私の両親は、何も極悪人だったわけではない。世間では一応、普通の夫婦だと思われていた（もちろん、家庭内暴力というのは、社会の目から見えない場所で起きるものだからというのも本当だけれども）。確かに私の母は大多数の母親よりもアルコールに溺れていたし、私の父は大多数の父親よりも冷淡でわがままではあったが、二人の犯した過ちの多くは、どちらかといえばありふれた過ちだったと私は考えている。


堅いものを噛まずにはいられないという感覚も、人に咬みつきたいという欲求も、今では感じることはない。二四か二五のころに、ある時期を境に消えたのだが、ちょっと惜しいなという気もする。本当のことをいうと、人に咬みつくのは結構楽しいものだったし、私という人間の個性としても、面白い一面だったから。人に咬みつくのに、わざわざ許可を求めるなんて、ちょっと変わっているではないか。もちろん、相手かまわず頼んでいたわけではない。ちゃんと、いいわよと言ってくれる可能性のある人だけに絞っていた。

背骨を伝って下がっていく、あの震えるような感覚も、もう消えてしまったと書ければよかったのだが、実は、ここ一年くらいの間に、ぶり返してしまった。もうずいぶんなかったのに――十年くらい治まっていたはずだったのに。元気を出そうと思って、私は自分にこう言い聞かせている。こういう症状っていうのは、私が成長したり、調子が良くなったりした分だけ、入れ替わりに出てくるものなのかもしれない……。本当かどうかは知らないけれど、そう思うことにしているのだ。でもまあ、今は背骨の不快感は自分で何とかすることができる。もう大人なのだし、これが何なのか知っていて、頭で納得できるし、対策も考えることができる。ときには、熱いシャワーが効くこともある。だめなときは、治まるまでじっとがまんする。

首筋の過敏さは今でも続いている。身体の表面に触られることは、何年もかかって、少しずつ耐えられるようになってきたが、首筋の部分だけは、ずっと誰にも触らせなかった。昔は、首筋の部分だけ、信じられないほど極端に過敏だったものだが、ここ数年の間にどんどん普通に近づいてきて、今では身体の他の部位とあまり変わらないくらいにまでなった。肩や首のマッサージもがまんできる。以前なら、とても考えられないことだった。

他の人々の意図を推測するのは相変わらず難しいが、自分の気持ちを自覚する力は増したようだ。自分は相手のことを好きなのかどうか、どこがどんな風に好きなのかは、以前よりもわかるようになったと思う。

以前は、人に対する気持ちには、正反対の要素が共存しているものだと頭で思い込んでいた。だから、誰かひどい反感を感じる相手に出会ったときだけ、自分はきっとこの人が好きなのに違いないと思っていた。幼いときからずっと、自分が実感する現実と、外界で現実とされるものとがあまりにも違っているという経験ばかりして育ってきたので、自分の実感と違うものこそ本当なんだなと考えてしまったのだ。さらに、他の人々の言うことは、自分の感覚より正しいという思い込みも持っていた。だから、自分の感覚と違うことを言ってくれる人ばかりを探し求めることになったのである。今はもう、そんなことはしていない。

以前、自分が内心では嫌いな人ばかりをわざわざ求めていたころは、私は大変なエネルギーを費やして、その人のよい面を見つけようとしていた。そうやって、嫌いながら同時に愛するという状態を達成しようとしていたのだ。でも、おかげで、破滅的な関係にはまり込むことになってしまった。自分でわかってやっていたことではないが、心のどこかではちゃんと気づいていた。愛しながら同時に嫌う——何だか不健康な話だなあと自分でも思ってはいた。でも、世の中には、他にも不健康なことが山ほどあったので、きっとそういうものなのだろうと思っていたのだ。こんなやりかたが間違っているなんて知らなかったし、これ以外の状態があるなんて知らなかった。

また、かつては、私のことを嫌っている人を見つけては、〈改宗〉させることもよくやったものだ。私は、人に好かれようと嫌われようと、全く気にしたことがないから、これは別に、みんなに愛されたくてやっていたわけではない。どういうわけだか、私が仲良くなるべき相手は自分の「敵」だけなのだと思っていたからだった。あるいは、相手と気が合わないときの感じを必要としていたのかもしれないが、それはどうだかよくわからない。私に好意をもつよう仕向けるといっても、そんなに力を入れたことはない。必死になったこともない。最初、嫌われているときも、逆らうでもなく受け入れる。そして、静かにじわじわと、相手の考えを一八〇度動かしてしまう。成功すると、いくぶんか満足感が味わえるのだった。また、悲しいことだが、こんなことをやりながら、相手の役に立っているつもりになっていたという一面もあったような気がする。その人の心の狭さを、自分が治してやっているとでも思っていたのだろう。でも、今ではもう、嫌われていると知りながら、そんな人のためにエネルギーを使ったりはしない。

世界のしくみがどうなっているかについては、今でもどこか確信の持てないところはある。頭では理解して、自分に言い聞かせることができても、気持ちの方は常に納得してくれるとは限らない。祖父母の家に預けられた後で迎えに来た両親が、本当に前の両親と同一人物だったどうか、私は今でも確信が持てずにいる。もちろん、頭では、確かにずっと同じ両親だったと知っている。同じ顔をした別人がそうそういるはずがないことも知っている。でも、気持ちが納得したわけではないのだ。

ある種の金属製品を見ると吐き気がするのは今も変わっていないし、アクセサリーのたぐいに触るのはやはり大嫌いだ。でも、革と自然石で作った、つるんとして単純なデザインのアクセサリーなら、がまんできるものもある。

一方、アクセサリーを身に着けている人には何も感じない（以前、私のことをレポートに書いた心理学者は誤解していたが……）。誰でも、自分の好きなものを身につけてくれてそれはいっこうにかまわない。ところが、その人がアクセサリーを外してテーブルに置くと、私は軽い不快感を感じる。そして、それがテーブルに載っている間じゅうずっと、その存在はひどく気になって意識を離れることがない。

だいたいにおいて、この種のものは、自分が触らずにすむ限りは何とかがまんできる。まあ、金属のアクセサリーがぎっしり並んだお店に入ったりしたら、触らなくてもたちまち胸が悪くなるだろうけれど。もし誰かと一緒に外出しているときに、相手がそういう店に入りたいと言いだしたら、店の外で待つしかないだろう。

心理療法を受けていたときのこと、私のアクセサリー嫌いを解釈しようとして、私たちは大変な時間を費やしたものだった。もちろん私だって、なぜなんだろうと疑問に思ったし、理解したいという意欲も大いにあった。それほど直接的な実害の大きいものではなかったのだが。

私のかかっていたセラピストは、きっとそれは、私が小さいころに、大きくなっても女になりたくないと思っていたせいだろうと信じていて、自分ではどう思う？　ときくのだった。

「かもしれませんね。わかりません」私は答える。

「小さい女の子というのは、誰でも必ず、お母さんのドレスやアクセサリーを身につけてみたいと思うものなんですよ」と先生は続ける。そして、私はきっと、何か小さいときの経験がきっかけで、大きくなってもママみたいになりたくない、だから女の人にもなりたくないと決心したのだという。

この説明は論理的に思えた。確かに私は、母みたいになりたいと思ったことは一度もなかった。でも、かといって、母みたいにはなりたくないと思ったという覚えも、やはり全くなかった。どちらかというと、母みたいになるとかならないとかいう発想そのものがなかったという方が私の実感に近かった。ところが先生は、記憶がないのは、そういった感情は辛すぎるので、抑圧しているせいだと言う。そんなことを言われたって、確かめようがあるだろうか？　先生の説明は当たっているかもしれないし、知的な意味では面白い。でも、何も教えてはくれなかった。

「ああ、まあ、そうかもしれませんねえ」私はそう言って、また何もかもふり出しに戻るのだった。

この先生はよく、小さな女の子は誰でもこう考えるものだとかこう感じるものだとか言っていたが、私は一度たりとも、先生の説明が自分にあてはまると思えたことがなかった。それでもなお私は、自分の感じることよりも、先生の言うことの方を信じた。だって先生は専門家なのだし、私はきっと、先生の言う、小さな女の子なら誰でも持つ感情とかいうやつを、すっかり忘れてしまったのに違いない。

今では、私は単にアクセサリーが嫌いだというだけなんだとわかっている。そして、恐怖症の対象がアクセサリーやボタンになったのも、きっと単なる偶然だろうと思っている。私と同じ障害をもつ人々の中には、同じように説明のつかない恐怖症をかかえている人たちが何人もいるし、その恐怖の対象も人それぞれだった。それに、他の人が何とも思わないものが引き金になって、身体に何らかの反応——私の場合は吐き気だが——が起きるというのも、そう珍しいことではない。

人間を理解するのに精神力動論的アプローチをとる場合の問題点の一つは、「すべてを理解することは可能である」——私のセラピストはよくこう言っていた——という思い込みではないだろうか。この点についていては、正しいとも間違っているとも、私には言えない。もしかしたら、すべてを理解することは、可能なのかもしれない。でも、たとえ可能だとしても、それは一人の人間の力の及ぶことではないのではなかろうか。たとえどんなに聡明な人であろうとも。

礼儀作法や敬語というものは、私にとってまだ難しい。人におかしく思われないようにしようと思ったら、常に気を張っていなくてはならない。お決まりのあいさつ文句が口から勝手に出てくるなんて、そんなことは私には無理だという気がする。他の人たちは、「よい週末をお過ごしください」と言われたら、自動的に「ありがとうございます、そちらこそ」と答えているようだが、なぜあんなことができるのか、見当もつかない。私は、常に頭で考えていないと、自分が何と言うべきだったか、思い出すことができない。だから、疲れているときは失敗することもある。「元気？」ときかれて、ついうっかり、自分の健康状態を事細かに長々と説明してしまったりするのだ。その上、「そちらは？」と聞き返すのもすっかり忘れてしまう。次はどうふるまうべきなのか絶えず考え続けていない限りは、自分が知りたくもない情報について質問などしないのが論理的な反応だからである。「調子はどう？」という言葉にも、形式的なあいさつと、本当に体調をたずねるものと二種類あるので、この区別も難しい。どの程度まともに答えるべきかという判断にも自信がない。たぶん私は、相手が想定していた以上に正直な返答をしてしまっていることが多いのではないかと思う。またときには、相手に体調をたずねた後で、「あなたは？」ときかれて、いやになってしまうこともある。どうやら私の言いかたは、本気で相手の健康を気づかっているように聞こえるものらしく、ずいぶん詳しい返事が返ってくることが多い。それは悪い気はしない。でも、それに続けてすぐに「あなたは？」

と返されると、私の健康状態に本気で興味があるのならいいけれど、ただ決まりだから質問しているのだとしたら、何だかいやだなとつい思ってしまう。

一旦、（単なるあいさつではなく）相手の正直な健康状態についての話をきちんと聞きはじめてしまうと、私はもう、わざわざ流れを断ち切ってまで自分の話に戻さなくてもという気になってしまう。他の人たちもきっとそうなのではないだろうか。それなのになお、きかれたらきき返すという形式は守るものということになっているのだ。心のどこか奥底では、私はときおり、いい加減うんざりしてしまうこともある。あなたがたの世界では、こんなややこしい規則を勝手に作ってしまって！　おかげさまでこっちは、いつも考えて、考えて、考え続けてないといけないことになるんですからね！という気になってしまうのである。

訳者あとがき

「ふと気がつくと、そこは舞台の上。周りでは芝居が進行している。本番中らしい。自分以外の全員が、セリフを知っているようだ。なのに自分一人が、台本を読んだこともなければ、自分が誰の役なのかも知らない。第一これが何という物語なのかさえわからない」

これは、アメリカのテネシー州に住む高機能自閉症の大学院生、ジェアド・ブラックバーン君の書いたものです。彼に限らず、自閉症スペクトル（広義の自閉症）に属する障害のある人の多くは、常に、こんな思いをかかえて暮らしています。『自閉症だったわたしへ』（新潮社）の著者ドナ・ウィリアムズも、私も、そして本書の著者グニラ・ガーランドも。

私たちにとって、この世界は、とても混乱する場所です。物心ついたときから、自分なりに精いっぱい考えて、普通に生活しているつもりなのに、わけのわからない理由でほめられる。かと思えば今度は、わけのわからない理由で叱られる。どんな共通項があるのだろう？　どんな法則があるのだろう？　記憶にある限りの前例を再生しては比較し、仮説をたてる――そのくり返しです。

そして、年齢が進み、周囲が見えてくると、ある日、はたと気がつくのです。どうも、みんなは自分の知らないことを知っているらしい。自分の知らないところで打ち合わせをすませているらしい。自分にはわからない言葉で相談をしているらしい。でも、それが何なのかはわからない。なぜ自分だけ、みんなと同じように正しく反応できないのだろう？「自分には何かが欠けているに違いない。私はきっと、母を愛していない、ひどい人間なのだろう。（中略）私は母のことが心配にならなければいけないのに。母が泣いたら、両の頬に赤い斑を作って、トイレのドアをノックしなければならないのに。でも、その反応をいつやったらいいのか、見分けかたをちゃんと覚えられるだろうか？　練習して、慣れればいいんだろうか？　でも一方で、そういう反応は自然に起きなければいけないらしいということもわかった。自然に――無理な相談だ。そんなことがどうやって起きるのか、私は知らない。とにかく私には、自然に反応するなんてことは、ただの一度もなかったのだから」

グニラと違って、上にきょうだいがいなかったせいでしょうか、私が自分とみんなの違いを気にするようになったのは、グニラより遅れて、八歳のころでした。自分が人と違っていることは最初から知っていましたが、「自分はみんなと同じでなければならないらしいと知った」のがこのときだったのです。私はそれまで、他の子どもたちと自分とが同じカテゴリーに属するなんて、思ってもみませんでした。なぜなら他の子どもたちには背中があるからです。自分の背中は見られないのに、他の子どもたちの背中は見えるからです。

グニラが「向こう側」「内部」を発見したのと同じ八歳のとき、私は自分の「裏側」、つまり背中を発見したのでした。それは同時に、自分はみんなと同じことができなければならないらしいという発見でもありました。「あれは三年生のときの、いつのことだっただろうか。ある時期から、自分はみんなとは違うのだという自覚が大きくなりはじめた。向こう側と内側の発見が契機となって、私は自分自身のことを、よりはっきり周囲と比較して考えるようになっていったのだった。他の人たちには簡単そうなことが、なぜ私にはこんなに難しいのだろう?!」は、そのまま私の経験でもありました。

そして、私もグニラと全く同じ一〇歳のときに、自分がみんなと違っている理由の説明を求めて、医学書をひっぱり出しては先天異常の記述に読みふけったものでした。

障害を持って生まれながら、何も知らず、健常児として育つ。それはときに、二重の意味で屈辱的な経験になることがあります。一つは、人と同じことができないのに、理由がわからないので、自分のせいだと思ってしまう屈辱。もう一つは、みんなとの能力の差を埋めようとせっかく自分で工夫したやり方を、不自然だ、ごまかしだ、卑怯だと思いこんでしまう屈辱です。

自閉症スペクトル上の人々には、「暗黙の約束」を読みとる勘がありません。そんな私たちにとっては、記憶力と論理に頼り、計算に従って演技をするのは、生活のために必要な工夫なのです。車椅子や点字と同じ、自然で、正当なことなのです。なのに、このままではダメだ、普通にならなくてはと思い詰めて、自分を見失う。そこまでの犠牲を払って努力したのに今度は「他の人間をかたどった、安っぽいまがいもの、でき損ないの複製になってしまった」意識にさいなまれる。「もっと気楽なタイプにならなくては、あまり考えずに、素直に反応するようにならなくてはという思いがつのって」いくなんて。「気楽に、素直に、自然体で」。論理と計算と秩序にすがって、どうにか周囲に適応している自閉症スペクトル上の人々にとって、これほど厄介なメッセージはありません。

私はグニラとほぼ同世代ですが、日本で生まれ育ちました。未診断のまま成長し、大学には入ったものの、時間割の変更や教室移動の負担に耐えられず挫折。中退して放り出された先は、バブル崩壊前夜、八〇年代末の日本でした。「モノより心」「本当の自分」といった言葉があちこちで聞かれ始めたころです。「自分探しブーム」「癒しブーム」に明け暮れた日本の九〇年代は、私にとって本当に奇妙な時代でした。「ありのままの自分」なんて言われたって、ありのままでは生活していけなかったではないか。私に必要なのは、「癒し」などではなく、力をつけることなのに。

書籍や雑誌の世界で、次々とこころの病理がテーマとして流行し、消費されるようすも不可解でした。みんな、あんなに正常なのに、仕事にも就けるのに、なぜ多重人格や連続殺人の本に熱中するのだろう？　次々と流行する異常心理の本に、私など手も届かないほど正常な人たちが「自分を重ねて読みました」とか「この主人公は私です」などというコメントを寄せているのを、私は悪い夢か何かのようにぼんやり見ていました。

とはいっても、何もしないわけにもいきません。私は、八〇年代末から九〇年代という時代が提供する装置を次々と転用・流用し続けました。「身体」に着目するニューエイジ系のワークショップでは、みんなが「心」を追求している中で、自分の腕の長さや重さ、背中の触覚といったデータを登録していきました。西海岸流のグループセラピーでは、他人の使う用語に耳を傾け、感情を表す語彙を収集し続けました。市民運動では、雑用のこなしかたを一から学びました。放浪の旅では、内面を見つめる代わりに、環境の変化や予定変更に自分を慣らそうとしていました。「アダルトチャイルド」という用語が流行ったときは、辛かった親子関係をふり返ってもみました。でも、私は愛されたいと思って汲々とした覚えがないのです。関係が悪化したのは、私が育てにくい子だったせいと考える方が本当のような気がしました。

こうして私は、流行の現場には必ずいたくせに、いつもみんなとは違う方を向いていました。「本当の私に出会う」なんてフレーズは恥ずかしいと思っていました。でもその一方で、自分のどこがおかしいのか、納得したかったのも確かです。なぜみんなが怒るときに怒れないのか。なぜみんなが笑わないときに笑ってしまうのか。なぜこんなに疲れてしまうのか……。

私もグニラと同様、専門書を読み漁りました。そして、やはりグニラと同様、こんなのは考えすぎに違いない、自分は心気症だろうかと思ったものでした。私は言い訳を求めているのかとも思ったし、何でも「私もこれかも」と自分に結びつけるなんてダサいと思っていました。でも、私にはもう、余裕がありませんでした。「ありのままの私」ではやっていけませんでしたが、「作った私」でもやはりやっていけそうにないことがわかってきたのです。いい年して「自分探し」なんて恥ずかしいけど、問題の正体を知っておかないと対策が立てられないじゃない……。

結局、私は専門家の元を訪れ、三〇代で「自閉症スペクトル上のどこかに位置する」と診断されました。サブタイプはおそらくアスペルガー症候群に最も近いだろうとのことでした。別の診断を予想していたので、ひどく意外でしたが、ショックではありませんでした。意外に思われるかもしれませんが、診断は大きな救いでした。自分にも障害があると知って、二重の屈辱から解放されたのですから。みんなと同じことができないのは自分のせいではないことがわかったし、勘でわからないことを計算で補うのはごまかしでも何でもなく、自分に合ったやりかたなのだと割り切れるようになったからです。

診断後、私は海外のメーリングリストに加入し、遠く離れた国に住む高機能自閉の仲間たちと電子メールでつながることができました。その中に、スウェーデンのグニラや、冒頭のジェアド、この本を勧めてくれたジムもいたのです。仲間たちの電子メールの網に支えられて、私は少しずつ、「普通にならなければ」という思い込みを手放していくことができました。なぜって、自閉仲間たちに囲まれてみたら、私はとてもとても普通、正常だったのですから。私たちには「私たちの普通」があるのだ、非自閉社会から見たら私たちは全員、異常かもしれないが、自閉コミュニティの中ではこれが普通だとわかったのです。

普通に「なる」のと、必要に応じて普通らしく「ふるまう」のとは、全く別のことです。「普通にならなければ」と思っていた間は、心の底から、発想まで正常にならなくてはならないと信じていました。一人きりのときも、正常でなくてはならないと思っていました。そんなことができるはずはないので、いつも「これではいけない」と思っていました。

でも、「私たちには私たちの普通がある」と知ったことで、普通らしくふるまうのは、どうしても必要なときだけでよいことになったのです。それも、「直さなければ」の代わりに、「なめられても損だから、ここは合わせておこうか」と思えるようになったことで、精神的に余裕ができたのか、必要なときの演技までも上手になった気がします。

最終章「今の私」で、「その後」のグニラは「今の私はもう、普通の人間ではないことを見破られないため、みんなを騙さなくてはならないとは思っていない。自分でも正体のつかめない弱点を、何だかわからないままに、あれもこれも隠さなくてはと感じることもなくなった。隠すのに使っていたエネルギーが浮いた分、実際に問題に対処する力は以前より増した気がする」と書いています。これとそっくり同じ言葉を、私は何人もの仲間たちから聞いたことがあるし、自分でも言ったことがあります。「普通」というのは、多分に逆説的なものなのかもしれません。普通に「なろう」という考えを手放すことで、オフの時間には、初めて自分を普通と「感じる」ことができるようになるばかりか、オンの時間に普通を「演じる」のも上手になるのですから。

診断を受けて二年になりますが、私もずいぶん柔軟になったものだと思います。以前の私なら、本や映画の主人公のことを「私と似てる！」なんて言う人を、「なんて影響されやすい人なんだろう」と思ったものなのに、それが今はこうして「この人、私と似ている所が多いの」などと笑いながら紹介しているのですから。

普通にならなければと思い詰めるのをやめて二年。私もちょっと、普通になれたのかもしれません。

ずっと「普通」になりたかった。
2000年 4月30日第一刷発行
2006年 8月28日第十一刷発行
著者　グニラ・ガーランド
訳者　ニキ・リンコ
装丁　松原健一
本文デザイン　岡本洋平
発行者　浅見淳子
発行所　株式会社　花風社
東京都港区東麻布3-7-1-2階
電話　03-6230-2808
ファクス　03-6230-2858
URL　http://www.kafusha.com
E-mail info@kafusha.com
印刷・製本　中央精版印刷株式会社